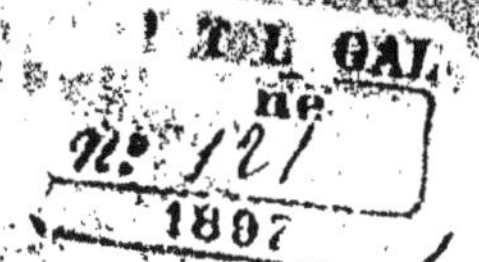

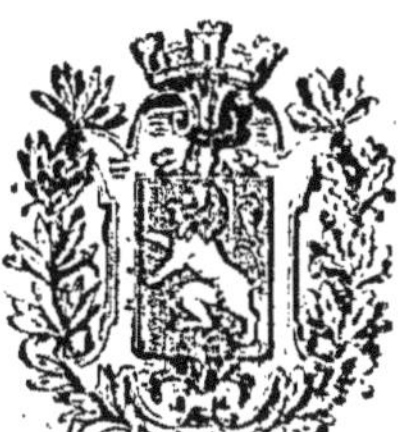

Dr Henry FADEUILHE
Médecin stagiaire au Val de Grâce

DE LA SUFFOCATION

ET EN PARTICULIER

DE LA SUFFOCATION DANS UN ESPACE CLOS

A.-H. STORCK, ÉDITEUR
LYON

Dr Henry FADEUILHE
Médecin stagiaire au Val de Grâce

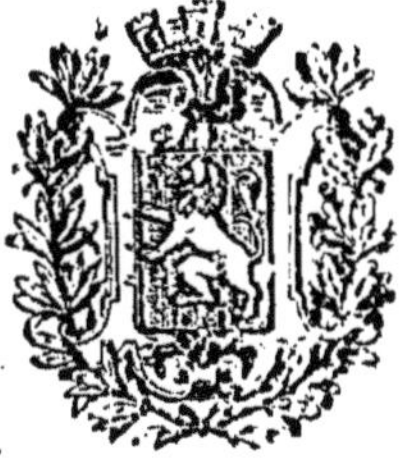

DE LA SUFFOCATION

ET EN PARTICULIER

DE LA SUFFOCATION DANS UN ESPACE CLOS

A.-H. STORCK, ÉDITEUR
LYON

Arrivé au terme de nos études médicales et sur le point de quitter la Faculté de Lyon, il nous est doux de remercier ici publiquement tous ceux qui durant ces trois dernières années ont bien voulu s'intéresser à nous et nous donner des marques de leur sympathie.

Dès les premiers instants de notre séjour dans cette grande cité lyonnaise, nous avons eu le bonheur d'être reçu au sein de la famille Blanchet. Bien qu'étranger pour eux, ils n'ont cessé de nous prodiguer leurs bontés et nous avons été heureux de pouvoir retrouver si loin de notre pays natal, une seconde famille. Leur accueil affectueux nous a vivement ému et nous garderons toujours le profond souvenir de ces heures, malheureusement trop peu nombreuses, où il nous était donné d'oublier au milieu d'eux les quelques ennuis de notre vie d'étudiant. Nous les remercions sincèrement et leur adressons ici l'assurance de notre profonde reconnaissance.

Au début de notre dernière année d'études, nous avons eu le grand honneur d'être attaché au laboratoire de médecine légale de M. le professeur Lacas-

sagne. C'est à lui que nous devons l'idée première de notre travail, pour lequel il ne nous a ménagé ni son temps, ni ses conseils. Plus heureux que la plupart de nos camarades, il nous a été donné d'approcher de plus près ce maître éminent, dont la bonté et la science nous ont tout ensemble charmé. Au sortir de ses magistrales leçons, nous étions heureux de retrouver dans ses causeries tout à la fois des enseignements et des conseils, que nous n'oublierons pas. En acceptant la présidence de notre thèse il nous donne une marque de plus de sa sympathie et augmente notre reconnaissance envers lui d'une nouvelle dette.

M. le professeur agrégé Doyon a bien voulu nous aider dans nos expériences, qu'il reçoive ici tous nos remerciements.

Merci à notre ami d'enfance le docteur Claudius Fontan, dont nous avons reçu mille fois des preuves de bonne amitié. Sa connaissance approfondie de la langue anglaise nous a été d'un grand secours pour notre thèse ; nous l'en remercions sincèrement.

Merci enfin à MM. les docteurs Navas et Trilles et à tous nos camarades de promotion, dont la bonne et franche amitié a si souvent égayé nos journées d'école.

INTRODUCTION

Notre intention n'est pas de faire ici l'histoire complète de la suffocation; d'autres, plus autorisés que nous, ont depuis longtemps entrepris ce travail et nous ne pourrions que répéter après eux ce qu'ils ont si magistralement écrit. Nos vues ont été plus modestes et c'est sur un point particulier de cette importante question que nous avons consacré tous nos efforts. Jusqu'à nos jours, la suffocation dans un espace confiné n'a guère donné lieu à des recherches bien précises de la part des médecins légistes ; et si nous avons entrepris un tel sujet, c'est qu'il nous a été donné d'observer un cas où les lésions de la strangulation sont venues compliquer le diagnostic. M. le professeur Lacassagne nous a proposé, à cette occasion, de faire l'étude de la suffocation dans un espace clos. Puissions-nous n'avoir pas été trop téméraire en acceptant.

Notre travail sera divisé en six chapitres :

Chapitre Ier. — Historique et définition.

— II. — Principaux procédés de suffocation,

— III. — De la suffocation dans un espace confiné, Mécanisme de la mort.

— IV. — De la suffocation chez les hystériques et chez les nouveau-nés.

— V. — Anatomie pathologique.

— VI. — Règles de l'expertise. — Observations.

CHAPITRE PREMIER

HISTORIQUE — DÉFINITION

L'histoire de la suffocation est de date assez récente et ce n'est guère que depuis une trentaine d'années que l'on en a bien étudié les lésions. Ce n'est pas que jusqu'à nos jours, ce genre de mort ait été méconnu, mais les auteurs qui l'observaient ne savaient pas tirer de leurs examens des notions suffisantes pour la caractériser. On comprenait sous le titre général d'asphyxie, toutes les morts violentes occasionnées par la privation de l'air, quel qu'ait été d'ailleurs le mécanisme de cette privation. Pendaison, strangulation, submersion, suffocation, n'étaient que des modalités de l'asphyxie et il a fallu venir jusqu'à nos jours pour qu'une distinction définitive fût acceptée.

La submersion avait été la première à prendre rang à part. L'aspect si caractéristique des noyés et l'état de leurs organes internes n'étaient pas passés inaperçus aux yeux des médecins-légistes, aussi depuis longtemps avait-on séparé ce genre de mort de l'asphyxie ordinaire.

La strangulation et la pendaison furent longtemps encore confondues. En 1830, Orfila fut un des premiers à leur reconnaître un mécanisme différent, mais il ne crut pas devoir les séparer dans la description des lésions qui les accompagnent. Après lui Desgranges, Fodéré, Devergie, Bayard commirent la même erreur et ce fut Tardieu qui les différencia définitivement.

La suffocation fut la dernière à se séparer de cette grande classe des asphyxies et contrairement à la pendaison et à la strangulation personne avant Tardieu n'avait essayé de la distinguer.

Ollivier d'Angers, dans sa *Relation médicale des évènements survenus au Champ de Mars en 1837*, ne sut voir dans l'examen de ses victimes autre chose que les lésions banales de l'asphyxie.

Après lui, Devergie (in *Médecine légale, théorique et pratique* 1840), Caussé d'Albi, Bayard (in *Manuel de médecine légale* 1843 et *Annales d'hygiène et de médecine légale* 1847, t. XXXVII) signalèrent bien dans certains cas d'infanticide des taches ecchymotiques sous-pleurales, mais ils ne surent interpréter leur découverte et en faire, jusqu'à un certain point, la caractéristique d'une asphyxie particulière.

Slingenberg (*De infanticidio*, Gronigen 1843) étudia cependant la mort par suffocation et signala « *colorem flavescentem pulmonum sanguine injectorum et aere irregulariter extensorum* » mais comme ses prédécesseurs, il ne sut tirer parti de ce qu'il avait vu.

Dans son article de l'infanticide (in *Traité de médecine légale*, paru à Paris en 1848), Orfila appela suffocation « toutes les causes morbides capables d'amener un trouble profond ou un anéantissement complet des fonctions respiratoires. » Mais qu'est-ce cela, sinon l'asphyxie ?

Eusèbe de Salles, lui, fut plus explicite. Dans son article « *Médecine légale* » de l'*Encyclopédie des sciences médicales* 1855, il disait : » L'air peut être intercepté par un mouchoir, qui boucherait le nez et la bouche, mais rien ne pourrait fournir la preuve d'un pareil genre d'assassinat. »

Briand et Chaudé, déjà sous l'influence des premières publications de Tardieu commencèrent à distinguer la suffocation, mais ils ne firent qu'en constater les lésions matérielles (in *Manuel complet de médecine légale*, Paris 1869).

Enfin Tardieu, dans son *Etude médico-légale sur la pendaison, la strangulation et la suffocation* (Paris 1870), dans son mémoire sur l'*Infanticide* et dans ses publications antérieures, sépara définitivement ces divers genres de mort, en décrivant les lésions propres à chacun d'eux.

Depuis, tous les médecins légistes ont approuvé les conclusions du savant professeur et la suffocation a pris son rang dans les descriptions des auteurs modernes.

Submersion, pendaison, strangulation, suffocation, sont bien des formes de l'asphyxie ; mais elles diffèrent entre elles non seulement par leur mécanisme, mais aussi par leurs lésions. Plusieurs peuvent contribuer à la fois à donner la mort et si le médecin légiste ne possédait un moyen sûr de les distinguer, il serait réduit le plus souvent à se tromper grossièrement. « Qu'il suffise de rappeler, a dit Tardieu, que dans presque tous les cas de pendaison criminelle, les meurtriers ont commencé par étouffer ou par étrangler leur victime, et que si l'on n'a pas un moyen de reconnaître sûrement le premier genre de mort, on reste impuissant à distinguer l'homicide du suicide. Enfin il est un crime, l'infanticide, qui emprunte à la suffocation ses procédés les plus habituels. »

Dans la suite, certaines idées trop exclusives de Tardieu ont été critiquées et les nombreux travaux auxquels elles ont donné lieu nous permettent aujourd'hui d'avoir une idée très exacte de ce qu'est la suffocation.

Déjà en 1863, dès les premières publications de Tardieu, des objections s'étaient élevées contre la valeur trop absolue accordée aux ecchymoses sous-pleurales et des observations nouvelles venaient s'ajouter, celles-ci mieux étudiées et plus approfondies.

A Gênes, J.-B. Garibaldi faisait paraître son *Esamen della nuova dottrina di Tardieu sulla morte per strangulazione et per suffocazione*.

En France, Liman publiait en 1867 sous le titre de : *Quelques remarques sur la mort par suffocation, par pendaison et par strangulation* (in *Annales d'hyg. et de méd. lég.* t. XXVIII) des preuves irréfutables contre la doctrine trop absolue de Tardieu.

En 1878, Legroux dans un rapport présenté à la Société de médecine légale sur les *Ecchymoses sous-pleurales et leur valeur en médecine légale*, faisait l'historique de la question et tâchait d'interpréter plus justement certains points de l'anatomie pathologique de la suffocation.

Mais ces objections de détail n'ont fait que réduire à sa véritable valeur la théorie de Tardieu et par là même l'ont affermie sur des bases plus solides. Depuis lors de nouveaux faits sont venus et viennent tous les jours confirmer les précédents, et la suffocation a enfin acquis droit de cité dans le domaine de la médecine légale. Chez nous, cette étude est devenue classique et tous les traités et dictionnaires nouveaux lui ont réservé une place. A l'étranger, la doctrine française est universellement acceptée et en Angleterre l'éminent médecin légiste Taylor dans son *Manual of medical jurisprudence* consacre tout un chapitre à l'étude de la suffocation.

Qu'est-ce donc que la suffocation ?

Nous ne pouvons mieux faire que de reproduire intégralement la définition primitive donnée par Tardieu. Depuis, plusieurs définitions soi-disant plus scientifiques ont été données, mais cela en enlevant à la clarté et à la précision de l'idée ; aussi la plupart des auteurs n'ont-ils rien pu changer à ce que Tardieu disait il y a quarante ans.

Nous dirons donc, avec le savant professeur de Paris, qu'il y a suffocation dans « tous les cas où un obstacle mécanique, autre que la strangulation, la pendaison ou la submersion est apporté violemment à l'entrée de l'air dans les poumons. (*Annales d'hyg.* t. IV, 1855).

Nous rangerons les divers modes de suffocation sous les quatre chefs suivants :

1° Occlusion directe des narines et de la bouche, soit en les comprimant avec la main, soit en y appliquant et en y maintenant appliqué un corps quelconque qui s'adapte exactement à leur forme et bouche leur ouverture ; soit en introduisant et enfonçant dans le pharynx un tampon, un linge ou quelque autre corps qui fait l'office d'obturateur ;

2° Compression de la poitrine et du ventre ;

3° Enfouissement du corps dans la terre ou dans un milieu pulvérulent (sable, cendres, son, etc.), dans le fumier, dans les fosses d'aisances, etc.;

4° Emprisonnement dans un coffre, dans une boîte ou tout séjour forcé dans un espace confiné.

Nous passerons rapidement en revue les trois premiers genres de mort, pour nous étendre plus longuement sur le dernier, qui a été jusqu'ici le moins étudié.

CHAPITRE II

DE LA SUFFOCATION, PRINCIPAUX PROCÉDÉS DE SUFFOCATION

De toutes les grandes fonctions de la vie animale, la respiration est celle que nous devons satisfaire avec le plus de nécessité ; instinctivement et comme malgré nous, nous puisons dans l'atmosphère qui nous entoure les principes nécessaires à notre vie et à notre activité. Vivre, c'est agir, c'est se manifester par des actes, c'est se dépenser ; à chaque instant, par cela même que nous existons, une partie de notre être se détruit et c'est dans le milieu ambiant que nous puisons les éléments nécessaires pour réparer l'usure de nos organes. Le sang porte jusque dans l'intimité de nos tissus les principes de cette réparation et entraîne au loin les derniers restes de ce travail intime qui a produit notre activité. Parmi les éléments de cette nutrition, le gaz oxygène est le plus important de tous; c'est lui qui est la source de la force emmagasinée dans notre être, et qui par les combinaisons multiples qu'il provoque, est l'origine de cette chaleur intime que nous transformerons en travail, au moment voulu ; c'est lui que le sang transporte jusque dans les plus petites parties de notre corps et c'est à lui que nous devons de vivre et d'agir.

Respirer, c'est faire parvenir, par des organes et un mécanisme appropriés, cet oxygène en contact avec notre sang. L'air extérieur dont la teneur en O est évoluée à 21 0/0 fournit amplement aux besoins de notre organisme, nos poumons, entraînés dans le mouvement d'expansion de notre cage thoracique, introduisent à chaque inspiration moyenne 400 à 500 centimètres cubes d'air; cet air arrivé au sein des alvéoles, n'est plus séparé du liquide artériel que par la faible paroi formée par l'épithélium alvéolaire, dès lors il peut être facilement absorbé. L'acide carbonique, dernier produit des combustions cellulaires se dégage et le poumon revenant sur lui-même par sa propre élasticité chasse au dehors cet air transformé dans sa composition. On peut donc considérer trois stades dans l'absorption de l'oxygène :

1° Il est à l'état libre dans l'air ambiant;

2° Il est introduit dans notre appareil respiratoire par le mécanisme de l'inspiration;

3° Il est parvenu au sein de nos alvéoles, en communication intime avec le sang.

Chacun de ces stades est utile et nécessaire à l'acte de la respiration; si l'un d'eux ne peut avoir lieu, l'absorption ne se produit pas et les désordres qui s'en suivent caractérisent ce que nous avons défini sous le nom de suffocation. Mais le manque d'oxygène n'est pas toujours la seule cause de la mort et nous verrons dans le chapitre suivant quelle importance l'on doit attribuer à l'acide carbonique et à quelques autres gaz.

Donc la mort par suffocation pourra être produite de plusieurs manières. Si l'on empêche l'air de pénétrer dans les voies aériennes par un obstacle placé sur leurs conduits, l'on amènera aussi sûrement la mort, qu'en viciant l'air extérieur ou en empêchant les mouvements inspiratoires de se faire régulièrement. Si nous reprenons les trois stades de l'absorption de l'O que nous avons énoncés plus haut, nous voyons qu'en empêchant chacun d'eux de se produire, nous avons les différents modes de suffocation décrits par Tardieu.

OBSTACLE APPORTÉ A :	MORT PAR :
1° Introduction O au sein des alvéoles ;	Occlusion des voies aériennes.
2° O introduit dans l'arbre aérien par le mécanisme respiratoire ;	Compression des parois de la poitrine et du ventre.
3° O à l'état libre dans l'air ambiant.	Séjour forcé dans un espace confiné.

Le cas d'un corps vivant enfoui dans un milieu pulvérulent participe à la fois des modes précédents, car à la compression des parois thoraciques par le milieu extérieur, s'ajoutent l'absence à peu près complète d'air respirable et l'occlusion des voies aériennes par l'introduction dans la bouche de la matière dans laquelle le corps est plongé.

1° *Occlusion directe des voies aériennes.* — Ce genre de mort, qui se présente assez souvent, a surtout été constaté chez des nouveau-nés. Parmi les diverses sortes d'infanticide, on a souvent recours à ce procédé et les statistiques faites à ce sujet permettent d'évaluer sa fréquence à 1/3 des cas. Tardieu dans une statistique portant sur 555 cas, signale 281 fois la mort par suffocation, plus de la moitié de celles-ci avaient été produites par l'occlusion directe des voies aériennes. Outre la facilité d'exécution de ce procédé, les faibles traces qu'il laisse le plus souvent sur le sujet semblent dérouter les recherches des médecins légistes. Tantôt l'air est intercepté au moyen de la main ou d'un objet quelconque appliqué directement sur la bouche ou sur les narines ; tantôt l'enfant est maintenu la tête enfoncée sous des draps ou sous un édredon. Le mensonge est ici facile et la vérité difficile à découvrir, car souvent ce genre de mort n'est redevable que d'un accident. Il est un fait connu de tous, que bien des enfants ont été trouvés morts dans leur lit, soit qu'un drap ait glissé par mégarde sur leur figure ou que dans un mouvement ils aient roulé la tête sous l'oreiller et n'aient plus pu se retourner. Bien souvent aussi des mères donnant le sein à leurs nouveau-nés ou couchant à côté d'eux, les ont étouffés involontairement dans leur sommeil. A Paris, Vibert fait tous les ans l'autopsie d'une dizaine de nourrissons morts dans ces conditions. Taylor signale aussi la fréquence de ces décès, qui seraient en Angleterre au nombre de 410 par an et qui s'observeraient, dit-il, surtout entre le samedi et le lundi de chaque semaine, sans doute à cause de l'ivresse des mères et des nourrices. Ce même auteur signale à ce sujet un procédé d'infanticide assez commun chez nos voisins d'outre-Manche et connu sous le nom de *Smothering*. Il consisterait dans l'enveloppement de la tête et de la face par des pièces de vêtement, mais sans pression sur la bouche ou sur les narines. La suffocation serait, parait-il, assez rapide.

Le diagnostic différentiel est, dans ce cas, assez difficile, car souvent on ne peut découvrir de traces extérieures de violence et c'est alors que l'expert doit apporter le plus de circonspection.

Quand l'obturation a été produite au moyen de la main, il est à peu près impossible que l'on ne trouve pas de traces sur les joues ou les lèvres de la victime. Malgré tous les efforts que fait la mère pour maintenir fermés la bouche et le nez de l'enfant, elle ne peut avoir un point d'appui suffisamment solide sur la figure humide de son nouveau-né. Elle est alors obligée de se cramponner avec ses doigts et laisse sur le visage les marques visibles de l'acte qu'elle accomplit.

Dans d'autres cas, l'on a introduit dans la bouche et jusque dans le pharynx des corps capables d'intercepter l'arrivée l'air. Parfois les intéressés mettent la mort sur le compte d'un accident, mais il est le plus souvent facile de les démentir. Il y a ici en effet deux cas à considérer : soit que l'on trouve le corps étranger dans les voies aériennes, soit que celui-ci en ait été retiré. Dans le premier cas, la nature du corps retrouvé et les circonstances de la mort suffiront souvent à établir la valeur de l'accusation. Dans le second, on retrouvera sur les parois de l'organe des excoriations et les traces de la violence exercée.

Chez l'adulte, ce procédé de suffocation n'a guère été observé que sur des sujets en état d'ivresse ou qui avaient été soumis antérieurement à d'autres violences.

Ce genre de mort a aussi été observé sur des prisonniers ou dans des asiles d'aliénés. C'est enfin un mode de suicide assez commun chez les esclaves brésiliens et dans les pays d'extrême Orient.

Comme lésions internes de ce mode de suffocation, notons l'anémie complète des poumons, surtout chez les nouveau-nés ; la présence peu constante de l'emphysème pulmonaire et d'une certaine quantité d'écume dans la trachée et enfin le nombre souvent très grand des taches sous-pleurales, sur lesquelles nous aurons à revenir dans un des chapitres suivants.

2° *Compression des parois de la poitrine et du ventre.* — Contrairement aux cas que nous venons d'étudier, ceux-ci sont plutôt le fait d'un accident que d'un crime. C'est dans les grandes foules et dans les réjouissances publiques que ces accidents sont le plus à redouter.

La population parisienne a profondément gravé dans la mémoire le désastre survenu lors du mariage du Dauphin avec l'archiduchesse Marie-Antoinette, où 30 à 40 personnes périrent étouffées dans la foule ; en 1837, lors des illuminations du Champ de Mars, 23 personnes moururent de la même manière et furent l'objet d'un rapport présenté à l'Académie de médecine par Ollivier d'Angers ; en 1866, Tardieu eut à examiner les neuf victimes du pont de la Concorde ; et tout récemment encore le 23 mai 1896, près de trois mille personnes ont péri de cette façon, lors des fêtes données en Russie pour le couronnement du tsar Nicolas II. C'est dans les incendies de théâtres, tel que celui du Ring-Theater de Vienne, du théâtre de Nice et dans les accidents survenant dans les grands ateliers que ce genre de mort fait le plus de victimes. L'affolement qui s'empare des spectateurs ou des ouvriers les fait se précipiter vers les issues, souvent trop exiguës et ils s'écrasent, avant même d'avoir pu ouvrir les portes communiquant avec l'extérieur. Le malheureux qui, pressé de tous côtés par le flot humain, perd connaissance et tombe, est voué à une mort certaine, car il sera écrasé par ceux qui le suivaient ; d'autres, en quelque sorte énucléés au-dessus de leurs voisins, ont leur poitrine et leur abdomen serrés comme dans un étau et la foule aveugle les transporte, alors même qu'ils sont déjà morts depuis longtemps. Tel est aussi le cas de certains mineurs qui, pris dans un éboulement, ne peuvent parvenir à dilater leur cage thoracique et succombent asphyxiés.

Chez les nouveau-nés, ce mode de suffocation n'a pas été trop souvent observé. Parfois une compression trop forte exercée avec les linges du maillot a pu occasionner la mort ; ou bien une nourrice, endormie auprès de son nourrisson, a pu poser par mégarde son bras sur le corps de l'enfant et gêner ainsi les mouvements d'expansion de son thorax. D'autres fois, dans un but criminel, un enfant est placé sous un matelas ou un oreiller et alors la mort résulte aussi bien de la compression du thorax que de l'oblitération des orifices respiratoires.

Chez l'adulte, nous trouvons au point de vue criminel, le fameux coup de tête dans l'estomac cher aux assidus des bals de bas étage. Mais ici, la suffocation est ordinairement occasionnée par un mécanisme tout autre que celui dont nous venons de parler. Il s'agit alors non plus d'une compression des parois thoraciques, empêchant le mouvement d'expansion des poumons, mais d'une véritable inhibition. L'effet de ce coup de tête est d'empêcher la personne attaquée de se défendre et le court moment que dure la suspension de l'acte respiratoire, suffit aux criminels pour accomplir leur vol.

Quand le coup, au lieu d'être porté sur l'abdomen, intéresse directement la poitrine, à l'action inhibitrice se joignent d'autres actions plus complexes, suivant l'organe qui a pû être atteint. Brouardel rapporte ainsi le fait d'un gardien de la paix, qu'il eut à examiner et qui était tombé mort à la suite d'un coup relativement léger, reçu au niveau du 3e ou du 4e espace intercostal gauche : à l'autopsie, il ne trouva au niveau du traumatisme qu'une petite ecchymose de la largeur d'une pièce de cinquante centimes, mais la victime était porteur, à droite, d'un épanchement pleurétique assez abondant.

La suffocation peut aussi être produite par la compression exercée avec le genou sur la poitrine ou le ventre d'une personne terrassée. Mais ici il est toujours facile de découvrir des traces de violence et la pression limitée, exercée par le meurtrier, a pu parfois laisser son empreinte sous la forme d'une large ecchymose.

Contrairement, à ce que l'on serait en droit d'attendre dans ce genre de mort, les parois du thorax et de l'abdomen gardent rarement la marque de la compression qu'elles ont subies et ce n'est pas de leur côté qu'il faut chercher des lésions bien caractéristiques. Dans les accidents des foules, on peut cependant trouver, à la face interne des bras, une ecchymose allongée, comme le signale M. le professeur Lacassagne dans son *Vade-Mecum*. Par contre la face, le cou et la partie supérieure du thorax sont parfois criblés d'ecchymoses ponctuées excessivement abondantes. Le reste du visage peut être pâle, mais plus souvent violacé et même noirâtre, comme on le note dans quelques-unes des observations de Tardieu. Les conjonctives sont le siège d'un piqueté sanguin très-abondant, qui parfois arrive à constituer un véritable chémosis sanglant.

Les poumons sont emphysémateux congestionnés et marbrés ainsi que le péricarde, de nombreuses taches sous-pleurales. A la surface des poumons, du cœur et même des viscères abdominaux, on trouve de larges effusions sanguines, sans que ceux-ci offrent la moindre déchirure. A la coupe, le tissu pulmonaire présente tous les signes caractéristiques de l'état que M. le professeur Lacassagne a décrit sous le nom d'*œdème carminé;* quelques noyaux apoplectiques peuvent aussi exister. Parfois enfin les divisions bronchiques sont remplies d'une écume fine et de coloration rosée.

Le sang est fluide et rutilant et quand la suffocation a été lente, le cœur peut contenir quelques caillots.

A noter encore quelques ecchymoses dans le tissu cellulaire, sous le cuir chevelu et sur le thymus, parfois hypertrophié.

Telles sont les lésions produites par ce genre de suffocation, qui chez les quelques personnes échappées à la mort ont pu se traduire par la folie, l'amnésie et des crises d'hystérie, comme le rapportent des observations de Hardy (1851) et de Tardieu.

3° *Enfouissement du corps vivant.* — L'enfouissement criminel d'un individu vivant n'a guère été pratiqué que sur des nouveau-nés. Le fumier, les cendres, le sable, la terre, les matières contenues dans les fosses d'aisance servent habituellement de milieu pour l'accomplissement de ce crime. Toutefois les nouveau-nés présentent à cette sorte d'asphyxie une résistance remarquable dont nous tâcherons de donner l'explication dans un des chapitres suivants.

Les seuls exemples que nous ayons eu à noter chez l'adulte ont trait presque tous à des accidents. Ce sont tantôt des ouvriers pris dans un éboulement, tantôt des malheureux qu'une funeste erreur a fait ensevelir, alors qu'ils étaient encore vivants. Les faits du premier genre ne s'observent que trop souvent dans les mines ou dans les carrières ; quant aux autres, ils sont devenus de nos jours d'une extrême rareté et d'ailleurs, la pratique ordinaire d'ensevelir les corps dans un cercueil, fait que dans le cas particulier, la mort relève plutôt du confinement que d'un véritable enfouissement.

La suffocation peut ici ne se produire que tardivement et les quelques individus que l'on a pu rappeler à la vie étaient parfois restés ensevelis pendant un temps assez long. Il existe à ce sujet certains phénomènes, qui semblent détruire tout ce que nous savons de la vie et des conditions nécessaires à son accomplissement : je veux parler des fakirs de l'Inde et de certaines hystériques. Nous laisserons momentanément ces faits de côté, ayant à y revenir dans la suite et nous essayerons alors de les interpréter.

C'est surtout dans les cas d'enfouissement accidentel que ces exemples de survie se présentent le plus souvent. Des ouvriers travaillant dans une mine ou une sablière ont été enfouis sous un éboulement ; on pousse activement les travaux pour aller à leur recherche et on ne les retrouve parfois qu'au bout d'une heure ou deux ; cependant des soins assidus parviennent à les ramener à la vie. Il est probable que dans ce cas, l'état plus ou moins pulvérulent du milieu permet, à travers les interstices, une arrivée d'air assez abondante pour suffire aux besoins de la respiration. Peut-être aussi que, les victimes tombées en syncope, se trouvent ici, comme dans la submersion, dans des conditions favorables à la prolongation de cette survie. — Il ne faut donc jamais perdre courage et, comme le dit M. le professeur Brouardel, faire continuer les fouilles bien plus longtemps qu'on n'a scientifiquement l'espoir de retirer quelqu'un vivant.

La cause principale de la mort, dans cette variété de suffocation, est la pénétration dans les voies aériennes des matières pulvérulentes au milieu desquelles le corps est plongé. Leur présence ou leur absence servent même à diagnostiquer si le cadavre soumis à l'examen a été enfoui mort ou vivant.

En effet il résulte des nombreuses expériences instituées par Mathysen et poursuivies par Béringuier et Tardieu, que lorsqu'on enfouit le cadavre d'un animal dans le sable, la terre, etc., cette substance peut pénétrer dans la bouche, le pharynx, parfois même le larynx, mais jamais au delà. Au contraire, si l'animal a été enfoui vivant, on retrouve des parcelles du milieu pulvérulent dans les dernières ramifications bronchiques et même dans l'œsophage et dans l'estomac.

Béringuier, dont le détail des expériences se trouve tout au long dans le *Journal de Médecine de Toulouse* (1851), a enseveli des petits chiens sous des cendres et, les retirant quinze heures après, il trouva dans leur glotte et dans leur œsophage des parcelles du milieu dans lequel il les avait plongés.

Il faut donc, à l'autopsie, passer en revue, avec les soins les plus minutieux, toutes les parties de l'arbre respiratoire et même de l'appareil digestif. Si vous trouvez des parcelles du milieu ambiant dans les derniers ramuscules bronchiques et dans l'estomac, ce sera une forte présomption de l'enfouissement de l'individu vivant ; mais si ces matières ne dépassent pas le pharynx, vous pouvez conclure, que, probablement, l'homme était bien mort lorsqu'il a été enseveli.

On recherchera aussi avec soin toutes les marques extérieures de violence, qui pourraient faire pencher en faveur d'un homicide.

L'aspect violacé, le piqueté rouge de la face et des épaules, les ecchymoses en nappe disséminées sous la plèvre, l'emphysème pulmonaire très accentué et la présence d'une écume sanguinolente dans les bronches que l'on remarque sur les individus victimes d'un enfouissement, sont des lésions d'ordre secondaire. La présence de corps étrangers dans les voies aériennes et dans l'estomac est un signe assez constant pour qu'on puisse se passer des autres et le plus souvent ce sera sur lui seul, que l'expert aura à baser son diagnostic.

CHAPITRE III

DE LA SUFFOCATION DANS UN ESPACE CONFINÉ MÉCANISME DE LA MORT.

Nous arrivons ici à un des chapitres les moins étudiés de la médecine légale et qui n'en est cependant pas un des moins intéressants. Les hygiénistes ont étudié les variations successives éprouvées par l'air dans sa composition, alors que celui-ci ne peut se renouveler, ils ont fixé le taux des souillures incompatible avec le bon fonctionnement de l'acte respiratoire et décrété le minimum de l'espace respirable, qui est nécessaire à chaque être vivant. Comme corollaire de leurs études, ils ont montré les funestes effets produits par un séjour prolongé dans un milieu trop restreint et où l'air ne se renouvelait qu'imparfaitement et ont fourni aux particuliers des règles, pour prévenir les dangers de cette sorte d'intoxication chronique ou étiolement. Mais là s'arrêtait leur tâche.

L'intoxication aiguë, criminelle ou accidentelle est plutôt du ressort de la médecine légale que de l'hygiène et on a lieu de s'étonner quand on voit qu'elle n'a guère été étudiée jusqu'à nos jours. Les physiologistes, dans leurs expériences sur l'air respirable, ont fixé les éléments utiles ou nuisibles à la respiration et ont calculé la proportion de chacun d'eux, qui nous était nécessaire ou funeste. Il suffisait dès lors aux médecins légistes d'appliquer ces résultats au cas d'un être vivant enfermé dans un espace limité et d'enregistrer les phénomènes qui produisaient et accompagnaient la mort, ainsi que les lésions occasionnées. Mais, comme nous l'avons dit plus haut, cette étude n'a guère été entreprise.

Il est vrai que les cas de suffocation dans de telles conditions ne s'observent pas souvent, surtout chez l'adulte où ils constituent une rareté. Toutefois certains cas d'infanticide sont commis par ce mécanisme. Parfois des nouveau-nés en état de mort apparente sont placés dans une boîte, une malle, un tiroir de commode, etc., ils y restent un certain temps et meurent suffoqués. Tardieu, qui a eu à examiner plusieurs cas semblables, n'a jamais remarqué sur le corps des enfants soumis à son examen des marques extérieures de violence. Le nouveau-né que l'on dépose dans une boîte, une malle ou un espace limité quelconque, meurt sans que rien ne puisse extérieurement indiquer le genre de violence auquel il a été soumis. Tardieu a eu à examiner le 17 juillet 1854 un enfant nouveau-né que l'on avait enfermé dans une boîte : celle-ci avait été déposée sur le seuil de l'Eglise Saint-Roch à Paris. L'aspect extérieur du cadavre ne pouvait rien révéler. M. le professeur Lacassagne a eu également à examiner au mois de décembre 1884, le cadavre d'un enfant suffoqué par ce mécanisme (infanticide de la rue Fénelon). *Thèse Dejouany* Lyon 1896. En janvier 1885, deux jeunes enfants se mirent en jouant, dans un grand coffre, dont le couvercle s'abaissa et ne put être relevé; quand les parents les retrouvèrent au bout de trois heures, ils étaient déjà morts. Et pourtant ce qui importe surtout au médecin-légiste, devant un pareil fait, c'est de pouvoir distinguer si l'individu a été suffoqué dans l'endroit où on le trouve ou s'il y a été déposé après sa mort. Pour la plupart des auteurs, une pareille distinction est impossible; mais cette opinion nous semble par trop exclusive et nous essayerons dans la suite de montrer les quelques signes qui peuvent aujourd'hui nous faciliter un pareil diagnostic.

Chez l'adulte, ce genre de mort a rarement été observé; au point de vue criminel, il est presque toujours accompagné d'autres violences, dont le but est de mettre la victime dans un état d'infériorité. C'est alors surtout que l'on doit pouvoir distinguer les diverses lésions propres à chaque mode d'asphyxie et donner à chacune d'elles la valeur qu'elles méritent. Notre observation I est un remarquable exemple des difficultés qu'un pareil cas peut donner au médecin-légiste et combien il est alors important de ne rien omettre dans son expertise.

Ce genre de suffocation a été quelquefois observé sur des prisonniers enfermés dans des cellules imparfaitement aérées. Percy rapporte, dans le *Journal de médecine* (Ch. XX), le fait suivant : « 146 prisonniers enfermés dans une chambre de 7 mètres carrés où l'air ne pénétrait que par deux petites fenêtres fort élevées au-dessus du sol et donnant sur une galerie, éprouvèrent bientôt une sueur abondante et continuelle, une soif insupportable, de violentes douleurs dans la poitrine et une difficulté de respirer approchant de la suffocation, des hallucinations et une perte complète de la raison.

Bientôt il y eut une véritable lutte pour approcher des fenêtres, puis les uns tombèrent épuisés et furent foulés aux pieds, les autres furent frappés de stupidité ou de délire furieux ; enfin lorsqu'au bout de 48 heures on ouvrit les portes de la prison, il n'en sortit vivants que 23, portant déjà sur leurs visages l'empreinte de la mort. »

D'autres fois il n'est question que d'un accident. Des enfants jouant à cache-cache peuvent rester longtemps enfermés et comme ordinairement ils choisissent pour leur jeu un endroit obscur et caché, ils ne tardent pas à tomber sous les atteintes d'une suffocation assez rapide. Il en est de même des individus enfermés accidentellement dans une cave ou un espace limité quelconque (un cercueil dans les cas d'inhumation précipitée). Enfin dans certains cas d'éboulement, des ouvriers, protégés par quelques pièces de charpente, peuvent échapper tout d'abord à la mort, mais confinés dans ce petit espace, ils sont bientôt privés de l'air qui leur est nécessaire et tombent suffoqués. J. Soviche rapporte un cas de ce genre dans le *Journal des connaissances médico-chirurgicales*.

Quant au suicide, la littérature médicale ne rapporte aucun fait redevable d'un pareil genre de mort.

Quel est donc le mécanisme de cette suffocation ? Est-ce simplement une asphyxie ou bien y a-t-il quelque chose qui puisse l'en faire distinguer ? C'est ce que nous allons chercher à expliquer.

Quand nous respirons à l'air libre ou dans une chambre bien aérée et d'une ventilation suffisante, les souillures de notre respiration, aussi bien que celles émanées de notre corps, sont disséminées dans la masse de l'atmosphère qui nous entoure. Pour si nombreuses que soient les causes d'impuretés, elles sont perdues dans l'immense quantité de gaz respirable et répandues au loin ; une sorte d'équilibre s'établit entre toutes les parties de l'espace et la quantité d'air nuisible, qui se trouve à l'orifice de notre appareil respiratoire, est en si faible proportion qu'elle peut ordinairement être négligée.

Au contraire quand nous sommes dans un espace confiné ou dont la ventilation est insuffisante, toutes les impuretés, qui dans le cas précédent ne pouvaient nous nuire, s'accumulent désormais et ne peuvent s'échapper au dehors ; l'atmosphère limitée n'est plus en communication avec l'océan aérien et subit toutes les conséquences des actions vitales auxquelles l'air doit participer : aussi celui-ci devient-il impur et inapte à la respiration. Ces déchets organiques souillent de telle sorte le milieu dans lequel ils se répandent, que l'être vivant meurt avant même d'avoir pu épuiser toute la quantité d'oxygène qui était encore à sa disposition.

Paul Bert dans des expériences mémorables, dont nous n'avons pas ici à rappeler les détails, est arrivé à démontrer que dans le cas d'un être vivant, enfermé dans un espace clos, ce qui importait seul était la tension partielle des gaz compris dans le mélange respiratoire. C'est ainsi qu'il est arrivé à démontrer que la mort arrive sûrement lorsque la pression partielle de l'oxygène s'abaisse au-dessous de 3,5 centièmes d'atmosphère (H. barométrique = 26 m.m.). En enlevant les souillures à mesure qu'elles se produisaient, ce savant expérimentateur a pu même faire vivre des animaux sous des cloches, où la tension de l'oxygène était très abaissée. Si l'on empêche les impuretés de se dégager, on voit que la mort se produit bien plus tôt et alors que la tension de l'oxygène est encore assez élevée. Il faut donc que ces altérations de l'air soient bien nombreuses, pour qu'elles aient une telle importance et puissent ainsi abréger la durée de la vie. Elles sont en effet multiples et ce sont elles qui, dans le mode de suffocation qui nous occupe, occasionnent tout le mal et sont la cause de cette mort si particulière.

Nous allons les passer en revue :

1° *Appareil respiratoire :* Si nous faisons l'analyse de l'air que nous inspirons à l'état normal, nous voyons, qu'en négligeant les substances accessoires et accidentelles (carbures d'hydrogène, ammoniaque, iode, etc.), sa composition est la suivante :

$O = 20{,}75$, $Az = 78{,}35$, $CO^2 = 3$ à $4/10.000$.
Température = T. extérieure.
Vapeur d'eau = variable.

Si maintenant nous revenons analyser cet air à sa sortie de l'appareil respiratoire, nous le voyons changé dans sa composition et nous trouvons :

$O = 15{,}4$ $Az = 79{,}3$ $CO^2 = 4{,}3$
$T = 36°$ à $37°$

De plus, il est saturé de vapeur d'eau.

Si nous négligeons la faible augmentation en azote, nous voyons qu'en revanche l'acide carbonique a augmenté d'une façon notable ; or cet acide carbonique, qui forme ainsi l'une des plus importantes impuretés de l'air expiré, est nuisible et peut à lui seul occasionner la mort.

Prenons le cas d'un homme enfermé dans une malle : à chacun des mouvements respiratoires que fait tout d'abord l'individu, l'CO^2 s'accumule d'une façon notable et finit par atteindre rapidement une proportion suffisante, pour rendre l'air conteuu dans la malle complètement impur. En effet la quantité de ce gaz que nous expirons par jour est vraiment énorme.

Un adulte consomme, en 24 heures, 746 grammes (520 litres) d'oxygène et produit 847 grammes (443 litres) d'acide carbonique (Vierordt) ; c'est-à-dire de quoi porter à 8 ou 10 pour 1000 de CO^2 l'air de toute une pièce de 45 mètres cubes.

Si l'on calcule que nous faisons en moyenne 16 inspirations par minute, d'un volume de 400 à 500 centimètres cubes chacune, l'air normal étant supposé à 4/10000 de CO^2 et l'air expiré à 4/100, l'homme excrète par jour en moyenne :

$$450 \times 0{,}04 \times 16 \times 24 = 414.720 \text{ centimètres cubes de } CO^2.$$

Proportion énorme, qui démontre mieux qu'on ne saurait le décrire, la quantité d'impuretés que notre respiration seule est capable de fournir à l'air atmosphérique.

A l'état normal, nous l'avons vu, la tension de l'CO^2 est négligeable, mais dans un espace confiné où respire un être vivant, celle-ci acquiert une certaine valeur et arrive même à empêcher ce gaz de se dégager du sang.

Dans le corps humain, l'CO^2 n'est pas seulement combiné aux sels du plasma sanguin, mais il se trouve aussi à l'état de dissolution et dès lors soumis à la pression extérieure. Les combinaisons qu'il forme avec certains principes du sang sont soumises, il est vrai, à des lois différentes de celles de la physique, mais leur instabilité permet de mettre, dans de certaines limites, sous la dépendance de ces mêmes lois, l'absorption et l'élimination de ce gaz. On comprend alors qu'on puisse expliquer que l'CO^2 se dégage du sang ou n'est absorbé par lui, qu'en vertu des lois de la dissolution et de la pression partielle des gaz dans un mélange. Il en est de même de l'oxygène. L'absorption de ce dernier ne dépend que de l'excès de pression de l'O contenu dans l'air sur celui qui se trouve dans le sang; de même pour que le CO^2 se dégage du sang, il faut que sa tension dans ce dernier liquide soit supérieure à celle qu'il a dans l'air extérieur. Si l'on place du sang chargé de CO^2 en présence d'une atmosphère saturée d'O, le gaz s'échappera comme s'il était dans le vide et continuera de s'échapper, tant que la pression partielle de ce gaz dans le sang dépassera celle du gaz de même nature dans le milieu extérieur. Mais il arrive un moment où ces deux pressions deviennent égales, dès lors cet acide ne peut plus se dégager.

C'est ce qui se produit dans un espace confiné. Si nous prenons l'exemple de notre observation II, les poumons de la victime ont dû exhaler de l'CO^2 jusqu'au moment où la tension partielle de ce gaz, contenu dans l'air de la malle, a égalé celle du même gaz en dissolution dans le sang. L'CO^2 rejeté par les poumons et accumulé dans cet espace clos devenait à chaque mouvement respiratoire d'une pression supérieure et cela, jusqu'à ce que les deux pressions devenant égales, les échanges n'ont plus pu avoir lieu. Il est possible que cette limite a dû être assez rapidement atteinte, car dès que ce gaz arrive dans l'air à la proportion de 10 à 12 0|0 en volume, il ne peut plus se dégager du sang. L'hématose ne pouvant plus se produire, la mort a dû arriver bien avant que toute la quantité d'O ait été consommée. L'exiguité de l'espace libre que la victime avait à sa disposition permet déjà d'affirmer que la mort a dû être assez rapide.

Nous avons vu plus haut que l'air expiré renfermait une grande quantité de vapeur d'eau, puisque celui-ci en était saturé. Celle-ci arrivée à l'extérieur se manifeste ordinairement sous la forme d'une petite nuée visible surtout en hiver, quand la température extérieure est notablement abaissée au-dessous de celle du corps humain. Cette buée légère se dépose sur les objets environnants sous forme de vapeur vésiculaire et produit une humidité, qui prend de l'importance dans le cas qui nous occupe. Par elle-même en effet, la vapeur d'eau ne peut guère influencer nos échanges respiratoires, mais dans un espace confiné tel qu'une malle, un coffre, etc., en se déposant sur les objets et les poussières contenues à l'intérieur, elle en favorise la putréfaction et active par là la production de produits toxiques, qui eux concourent alors à vicier de plus en plus le petit volume d'air contenu dans cet espace. D'après de nombreuses expériences de Voït et de Pettenkofer, cette quantité d'eau exhalée par nos poumons atteindrait en moyenne 286 grammes en 24 heures. Ce nombre n'est pas à négliger, mais nous allons voir que dans le cas présent, d'autres organes concourent à l'accroître notablement et à augmenter par là son rôle funeste pour la respiration.

On rencontre aussi d'autres composés, tel que l'ammoniaque (0 gr. 0104 par 24 heures), l'hydrogène carboné et sulfuré, et quelques autres non moins toxiques, qui accumulés dans un espace clos, ne tardent pas à manifester leur action sur les êtres qui y sont contenus.

Enfin MM. Brown-Séquard et d'Arsonval ont étudié un nouveau composé, auquel ils ont donné le nom de « poison pulmonaire » ou « anthropoxine ». Ce corps que l'on retrouverait dans l'air expiré, prendrait naissance pour les uns au niveau du poumon, pour les autres au niveau de la bouche ou du pharynx. En condensant les vapeurs produites par la respiration, ces habiles expérimentateurs ont obtenu un liquide qui, injecté à un lapin à la dose de 6 à 7 grammes, a amené la dilatation de la pupille, le ralentissement de la respiration, des altérations du pouls, l'abaissement de la température et une faiblesse paralytique assez prononcée. Bien que ces faits ne soient pas encore bien connus, il nous est permis de penser que ce nouveau corps, dont l'existence semble être certaine, doit contribuer pour sa part dans la production des phénomènes que nous étudions.

2° *Fonction de la peau.* — Nous venons de voir le rôle nuisible joué par la vapeur d'eau provenant des poumons, mais c'est surtout ici qu'il y a lieu de se préoccuper de cette action. Notre peau excrète en effet une grande quantité de liquide, soit sous la forme de sueur, soit sous celle de sébum ; cette sécrétion est fortement augmentée sous l'influence des hautes températures et nous verrons que, dans le mode de suffocation qui nous occupe, la température de l'air confiné acquiert un degré assez élevé. Tous les éléments se trouvent donc réunis pour augmenter cette production, qui peut atteindre 500 et même 1700 grammes dans les 24 heures. Cette quantité énorme, ajoutée à celle produite par notre respiration, a vite fait d'amener la saturation aqueuse de l'atmosphère ; cette vapeur en excès arrive même à se condenser et l'on voit en effet dans les observations et dans les expériences que nous relatons, que le corps des victimes et celui des animaux suffoqués ont toujours été couverts de buée : signe sur l'importance duquel nous reviendrons plus loin. Cette atmosphère imprégnée d'humidité devient un excellent milieu de décomposition et arrive vite à produire les accidents que nous avons relatés plus haut. De plus ces liquides excrétés par l'individu, joints à la malpropreté de son corps et de ses vêtements, donnent naissance par leur décomposition à une multitude de composés plus ou moins toxiques (acides formique, butyrique, valérianique, caproïque, des substances odorantes, etc., etc.), qui deviennent de nouvelles causes de viciation pour l'air de l'espace en question.

3° *Tube digestif.* — Les gaz qui proviennent du tube digestif sont plus ou moins abondants suivant l'état de la digestion et la nature des aliments ingérés par l'individu ; mais pour si faible que soit leur production, ils n'en jouent pas moins un rôle important par leur forte toxicité. Ce sont l'acide carbonique, l'ammoniaque, des carbures d'hydrogène, l'hydrogène sulfuré et phosphoré, les acides butyrique, acétique, etc., l'indol, le phénol, le scatol, etc.

4° *Divers foyers de fermentations organiques et de putridité.* — Nous arrivons enfin à cette infinité de composés organiques avec lesquels l'eau joue le rôle si funeste que nous avons vu. Toutes les poussières, dont l'atmosphère renferme en moyenne 1 à 2 milligrammes par mètre cube, les moisissures et les détritus de toute sorte, que l'on rencontre amoncelés dans les lieux où 'on observe le plus ordinairement les cas de suffocation, sont des causes très importantes de viciation de l'air. Elles seules, en effet, suffisent à occasionner la mort, comme il résulte des expériences de MM. Brown-Séquard et d'Arsonval.

Quand un être vivant respire dans un espace confiné quelconque, tous ces composés s'accumulent et prennent bientôt un volume considérable; or, comme tout porte à croire, que ces principes toxiques dégagés sous forme de vapeurs possèdent une très faible tension, il s'en suit qu'ils atteignent très vite la saturation. Ainsi l'homme lui-même et tout ce qui l'entoure, contribuent à amener chez lui cet état que nous avons appelé la suffocation. Comme nous l'avons dit, l'être vivant, par cela même qu'il existe, tend continuellement à se détruire; les produits de cette lutte incessante sont mortels pour nous et si à l'état normal nous n'en éprouvons pas les atteintes, c'est que nous les éliminons au fur et à mesure qu'ils se produisent. Si cette élimination ne peut avoir lieu, notre organisme est lésé, suivant la nature du corps qui lui porte atteinte. Bien des maladies n'ont pas une autre origine. Il en est de même de l'homme, confiné dans un espace et soumis à l'influence des produits de sa respiration; à l'action nuisible de ces derniers s'ajoutent, comme nous l'avons vu, d'autres actions, qui donnent alors au phénomène sa physionomie particulière.

Est-ce donc une simple asphyxie que nous observons ici, et l'individu qui meurt enfermé dans une malle, succombe-t-il simplement à la privation de l'oxygène nécessaire à l'entretien de sa vie? — L'étude que nous venons de faire suffit pour démontrer qu'il n'en est rien. Ce qu'on éprouve dans une enceinte viciée par le séjour d'un grand nombre de personnes, la céphalalgie, l'anéantissement des forces vitales, n'est pas dû simplement à la chaleur, à l'excédent d'CO^2 ou à la privation d'O, mais aussi à ce poison constitué par les émanations organiques rejetées par la peau, le tube digestif et les voies respiratoires et à ces mille principes toxiques, produits des combustions organiques et des putréfactions qui nous entourent. Ce n'est plus dès lors à une simple asphyxie que nous avons affaire, mais à une véritable intoxication. L'individu qui meurt ainsi, succombe empoisonné par son appareil respiratoire, comme d'autres le sont par leur tube digestif, aussi la mort survient-elle bien avant que toute la quantité d'O utilisable ait été consommée.

Maintenant que nous connaissons les causes de cette suffocation si particulière, nous allons étudier les divers phénomènes qui accompagnent la mort et voir comment l'action nocive de l'air confiné peut se manifester sur l'être vivant.

Les diverses expériences que nous avons instituées peuvent être divisées en deux séries: 1° Etude de quelques symptômes de la suffocation ; 2° Vitesse de la suffocation. Elles ont porté tantôt sur des chiens, tantôt sur des cobayes. Les premiers de ces animaux étaient enfermés dans une caisse de bois, doublée de zinc à l'intérieur et dont les interstices étaient soigneusement enduits de suif, afin d'intercepter toute communication possible avec l'air extérieur. Les dimensions étaient les suivantes: Hauteur

= 0,60; largeur = 0,50; longueur = 0.83. Le volume pouvait donc être évalué approximativement à 250 décimètres cubes. Les cobayes étaient mis sous des cloches de verre, afin de pouvoir mieux suivre les diverses phases de la mort.

Toutes ces données étant connues, nous allons entrer dans le détail de nos expériences et expliquer les quelques résultats que nous avons pu obtenir.

1re Série : Étude de quelques symptômes. — Expérience n° 1 : Un chien pesant 7 k. 370 gr. est introduit dans la caisse à 9 h. 20 du matin. Température de l'air = 16°. Temp. rectale de l'animal = 39° 5. Respirations = 15 par minutes. D'abord quelques cris et quelques gémissements, puis un silence complet jusqu'à midi 40. A 2 h. 25 légère agitation ; à 2 h. 45 le bruit de la respiration devenant perceptible à travers les parois de la caisse, on les compte régulièrement. Ce travail, effectué toutes les demi-heures, donne les résultats suivants :

2 h. 45. — 35 respirations par minutes.
3 h. 15. — 42 —
3 h. 45. — 52 —
4 h. 15. — 54 —
4 h. 45. — 60 —
5 h. 15. — 63 — Inspiration bruyante.
5 h. 45. — 67 — — très pénible. On entend les bruits de la respiration, jusqu'à une distance de 0,60 c. m. de la caisse.

L'expérience ne pouvant être poussée plus loin, on ouvre la caisse, qui laisse échapper une bouffée d'air chaud. Les parois sont ruisselantes d'humidité et la température intérieure prise à ce moment est de 23°. Les poils du chien sont mouillés comme si on l'avait trempé dans l'eau et la température rectale n'est à ce moment que de 36° 2.

Bien que le temps n'ait pas permis de pousser plus loin cette expérience, nous avons déjà acquis une donnée importante, celle de l'humidité. Il résulte en effet de ce que nous venons de constater, que la production de toute cette quantité de liquide qui imprègne le corps de la victime et les parois de l'espace, où elle est renfermée, est bien un phénomène d'ordre vital et n'est pas due au travail de décomposition ou à la transsudation des liquides du corps après la mort. Nous avons donné plus haut l'explication de cet état, l'expérience précédente justifie entièrement notre hypothèse.

Expérience n° 2. — Un cobaye pesant 425 grammes est introduit à 9 heures du matin sous une cloche de verre d'un volume de 6250 centimètres cubes. Temp. rectale = 39°; Temp. extérieure = 16°.

9 h. 15. — 30 respirations par minute.

10 heures. - 40 — L'humidité devient déjà appréciable.

10 h. 15. — L'humidité empêche de distinguer les poils de l'animal. Il se soulève un peu péniblement sur ses pattes. Les mouvements respiratoires accélérés transmettent à tout le corps de petits mouvements de va-et-vient. — Déjections nombreuses.

10 h. 40. — Agitation. L'animal racle avec ses pattes contre les parois de la cloche.

12 h. 30. — Affaissement extrême. Ne peut plus se tenir; rampe plutôt qu'il ne marche. 100 respirations.

12 h. 45. — Le nombre des respirations diminue subitement et tombe à 75. Faiblesse extrême.

1 heure. — Inspirations brusques, saccadées. Respiration irrégulière. Par moments, inspirations convulsives. 35 respirations. Mouvements instinctifs de marche des pattes.

1 h. 15. — Mort. Pattes très pâles. Durée de la vie = 4 heures 15 minutes. Temp. = 22° 6.

1 h. 30. — Temp. rectale = 21°.

2 heures.— — = 20° 6.

4 heures.— — = [illegible].

Expérience n°3. — Cobaye. Poids = 345 gr; est introduit à 9 h. 35 du matin, sous une cloche de 10.900 centimètres cubes. Temp. ext. = 15°. Temp. rectale = 38° 5.

10 heures.— 50 respirations par minute.

10 h. 30. — 60 — L'humidité apparaît.

10 h. 45. – Humidité visible sur toutes les parois.

12 h. 30. — 110 respirations. Agitation extrême.

1 h. 30 — 80 —

1 h. 40. — Grande faiblesse, l'animal ne peut plus se soutenir. Mouvements instinctifs de marche.

1 h. 45. — 60 respirations.

2 heures. — Mouvements alternatifs et rythmés des pattes. Diminution rapide du nombre de respirations. Inspirations saccadées, quelques-unes convulsives. 27 respirations. Deux inspirations, puis un temps d'arrêt.

2 h. 25. — Mort. Temp. = 22°.

2 h. 30. – Temp. rectale = 21° 6.

4 heures. — — = 19°.

Comme nous venons de le voir dans les expériences qui précèdent, l'humidité de la respiration ne tarde pas à se déposer sur les parois, jusqu'à cacher les détails de l'intérieur de la cloche. Comme on le sait depuis longtemps, nous avons pu remarquer qu'insensiblement, survient une période d'excitation pendant laquelle le nombre des respirations augmente, l'agitation est extrême, l'animal tourne de tous côtés cherchant une ouverture, il a des évacuations involontaires. Puis arrive une seconde période de dépression et de détresse respiratoire. L'animal sent ses forces l'abandonner, il chancelle, ses pattes ne peuvent plus le soutenir ; il devient maladroit, tombe, en même temps que ses muscles inspirateurs affaiblis par la fatigue ne peuvent plus accomplir leurs fonctions. Le nombre des respirations diminue, leur rythme devient irrégulier; des mouvements instinctifs agitent les membres, tandis que de temps à autre des secousses convulsives ébranlent le corps du suffoqué. Puis la mort survient.

La température rectale prise immédiatement après la mort, nous a toujours donné un abaissement notable pouvant aller jusqu'à une différence de 17°. Cet abaissement semble être en rapport avec la durée de la suffocation : celui-ci étant plus prononcé quand la mort est plus lente à se produire. Après la mort comme nous l'avons déjà dit la chaleur se conserve pendant un temps très long.

Nous avons voulu aussi nous rendre compte de la marche de la température de l'air de l'espace clos. Pour cela nous avons introduit dans la cloche un thermomètre, dont nous avons pu suivre les variations pendant toute la durée de l'expérience. La température extérieure étant de 17°, le mercure est monté, à l'intérieur de la cloche, d'une façon continue jusqu'à atteindre 22° et même 22° 5. Un moment avant la mort de l'animal, la température est redescendue à 22° 2 et s'y est maintenue pendant 3 heures. Cette élévation de température se comprend facilement par la chaleur de l'air expiré ; quant à l'abaissement primitif de la chaleur centrale des suffoqués, on peut l'expliquer par la diminution des oxydations, due à la faible quantité de gaz O absorbée par la respiration, et à l'accumulation de CO^2 et des autres composés toxiques, dont nous avons parlé plus haut.

2e *série : Vitesse de la suffocation.* — La deuxième série de nos expériences, ayant pour but d'étudier la rapidité de la mort, ne nous a pas donné tous les résultats que nous aurions désirés. Malgré les précautions les plus minutieuses, il est en effet impossible d'éliminer complètement certaines influences accessoires et différant avec chaque individu, qui font varier les résultats de l'expérience. La mort dépendant ici de la rapidité de consommation de l'O et de la production plus ou moins abondante de CO^2 et de tous les autres composés toxiques, il est évident que les causes qui agissent sur l'existence de ces derniers, influeront sur la prolongation de la suffocation.

L'état de la digestion, la nature des aliments ingérés (les hydrocarbures et les acides végétaux fournissant plus de CO^2 que les graisses et les albuminoïdes), l'exercice musculaire la température et enfin par-dessus tout le degré de résistance propre à chaque être en particulier, exercent une action capitale sur la durée de l'asphyxie. Malgré toutes ces difficultés, certaines remarques ont pu être effectuées, et nous paraissent dignes d'être signalées.

Si nous nous reportons à l'expérience 2 nous voyons qu'un cobaye du poids de 425 grammes a vécu 255 minutes dans une cloche d'un volume de 6.250 centimètres cubes. Dans notre expérience 3, un cobaye de 345 gr. a vécu 290 minutes dans une cloche de 10.900 cent. cubes.

D'autres expériences ont été entreprises et nous ont donné les résultats suivants :

Expér. n° 4 :	Cobaye, P. = 310 g.	Vol. de la cloche = 6250 c.c.	Durée de la suffoc. = 180 m.
— n° 5 :	— P -. 575 g.	— = 10900 c.c.	— = 180 m.
— n° 6 :	— P. = 1020 g.	— = id.	— = 102 m.
— n° 7 :	— P = 1370 g.	— = id.	— = 85 m.

(NOTA. — Les températures prises après la mort nous ont toujours donné l'abaissement caractéristique. Cobaye n° 4 = 27°8, n° 5 = 24°5, n° 6 = 29°, n° 7 = 31°.)

L'analyse de nos diverses expériences nous a montré que si l'on calcule le rapport qui existe entre le poids de l'animal et le volume de l'espace et qu'on le compare à la durée de la suffocation, on a un rapport à peu près constant. Pour un même cobaye, si l'on fait varier le volume de l'espace comme 10, 20, 30, etc..., la prolongation de la vie variera comme 100, 200, 300... Un de ces animaux mis dans un espace 10 fois plus grand que lui, vivra en moyenne 100 à 120 minutes. Ainsi étant donné le poids d'un cobaye et le volume de l'espace mis à sa disposition, ce rapport multiplié par 10 donnera en minutes la date approximative de sa mort. On aura donc la formule $\frac{V}{P} \times 10 = X$ minutes. Ce nombre 10 varie avec chaque espèce ; nous nous proposons de l'appeler le coefficient de résistance.

Cobaye n° 3 : 10000 : [illegible]15 = 31,5 × 10 = 315 m. Date réelle = 2[illegible]0 m.
— n° 4 : 6250 : 340 = 18,3 × 10 = 183 m. — = 180 m.
— n° 5 : 10000 : 575 = 18,9 × 10 = 189 m. — = 180 m.
— n° 6 : 10900 : 1029 = 10,5 × 10 = 105 m. — = 102 m.
— n° 7 : 10000 : 1370 = 7,9 × 10 = 79 m. — = 85 m.

Dans notre expérience un peu d'air ayant pénétré à un certain moment, la durée de la survie a été légèrement prolongée.

Dans nos expériences sur les chiens, nous n'avons plus trouvé le même rapport. Tardieu avait déjà remarqué que ces animaux enfermés dans un espace une fois ou une fois et demi plus grand, pouvaient vivre deux ou trois heures. Dans les expériences entreprises au Laboratoire de médecine légale, sous la direction de M. le professeur agrégé Doyon, deux chiens d'un poids total de 40 kil. furent enfermés, à 9 heures du matin, dans une malle d'un volume une fois et demie plus grand. A 9 h. 15 quelques mouvements et cris.

9 h. 40. Quelques faibles mouvements.

9 h. 46. Quelques cris sans mouvement.

10 h. 7. Pendant 7 minutes, les chiens se débattent vivement, heurtent la malle ; on entend les coups. Ils soulèvent même un peu le couvercle.

10 h. 15. Les chiens se débattent très vivement.

10 h. 25. Ils font craquer la malle, soulèvent légèrement le couvercle sur les bords des deux côtés — la respiration est accélérée et bruyante.

11 h. 40. Les chiens vivent toujours, ils gémissent. Ils font des mouvemenis ; leur respiration est haletante et bruyante.

Les chiens ne sont plus observés jusqu'à 12 h. 45. A ce moment, on les trouve morts. — Etat de la caisse : les parois sont mouillées, l'air de la caisse est chaud. — Etat des chiens : attitude du repos ; les animaux sont rigides, les poils sont absolument mouillés; relâchement des sphincters.

1 h. 30. Temp. rectale = 43,6.
2 h. — = 43,8.
4 h. — = 42,1.

On voit d'après cette observation que les chiens ont pu vivre pendant 3 heures, dans un espace une fois et demi plus grand ; de plus, leur température après la mort était très élevée et a même augmenté de deux dixièmes de degré une heure après. Leur résistance à la suffocation semble donc être bien supérieure à celle des cobayes ; toutefois si l'on prend bien soin d'empêcher l'air extérieur de pénétrer dans l'espace confiné, on voit que cette prolongation de la vie est beaucoup plus courte. Nous avons en effet enfermé un chien pesant 7 k. 400 gr. à 7 h. 40 du matin, dans une caisse d'un volume égal à 34 fois celui de l'animal ; d'après les expériences précédentes, il n'aurait dû mourir qu'au bout de 48 heures, or 24 heures après, l'animal était déjà mort depuis longtemps. Dans l'expérience du Laboratoire de médecine légale, la longue prolongation de la vie est due certainement aux fissures nombreuses de la malle et à ce fait que, plusieurs fois dans leurs mouvements les chiens ont soulevé le couvercle, permettant ainsi, d'une certaine façon, à l'air intérieur de se renouveler. Quand à l'élévation de la température, on peut l'expliquer ainsi : lorsqu'un animal est enfermé dans un espace confiné quelconque, deux causes contraires agissent sur la température ; d'une part, les mouvements désordonnés qui fournissent une grande quantité de chaleur ; de l'autre les phénomènes asphyxiques, qui par le ralentissement énorme des oxydations occasionnent un abaissement de la chaleur centrale ; suivant que l'une ou l'autre de ces deux causes sera prédominante, on aura une température élevée ou au contraire abaissée. Quand un animal est enfermé dans un petit espace, la suffocation étant très rapide, la première cause a presque seule le temps d'agir, aussi le thermomètre marque-t-il un degré assez élevé ; quand l'espace est grand, c'est la seconde qui agit et cela avec d'autant plus de facilité que l'être soumis à l'expérience est plus petit et par conséquent la mort moins rapide. Nous avons en effet enfermé un chien de 5 kilogs 500 gr. dans notre caisse de 250 décimètres cubes ; 23 heures après, le chien étant sur le point de mourir, nous avons levé le couvercle ; la température rectale de l'animal n'était plus alors que de 26°.

Nous avons essayé, comme pour les cobayes, de déterminer le coefficient de résistance des chiens. Bien que basé sur un très petit nombre d'expériences, nous le croyons égal à 35. Si l'on applique ce résultat à l'homme, on voit que dans notre observation I, Badoil, s'il était mort simplement suffoqué, aurait succombé au bout de 47 minutes. (47.000|42.000 = 1,35 × 35 = 47 m. 25).

Chez les oiseaux, dont la température est très élevée, la durée de la suffocation est plus courte et par conséquent le coefficient de résistance est plus petit. Nous avons expérimenté sur deux pigeons : l'un deux est mort au milieu de convulsions très intenses, au bout de 75 minutes (Vol. de cloche = 6250cc.). Sa temp. rectale était de 37,6 au lieu de 39°5. L'autre, mis sous une cloche de 10900 cc., a pu vivre pendant 205 minutes. Après la mort, la température rectale n'était plus que de 29°5. Nous croyons leur coefficient de résistance égal à 7.

La suffocation dans un espace confiné pouvant être, d'après nous, assimilée à une véritable intoxication, nous aurions voulu pouvoir expérimenter la toxicité du sérum. Nous nous sommes heurté à des difficultés d'ordre matériel, qui ne nous ont pas permis de mettre notre projet à exécution. Nous sommes toutefois convaincu que nous aurions trouvé une toxicité très exagérée. Ottolenghi qui a fait cette recherche dans les cas d'asphyxie rapide, a toujours trouvé une toxicité beaucoup plus grande que celle du sérum des animaux normaux. Il n'est pas douteux que dans le cas qui nous occupe, on devrait trouver une exagération bien plus grande encore de ce phénomène. Le sang subit encore d'autres modifications, telles que diminution de résistance des globules ; de plus il contient une certaine quantité de petits coagulums, remarqués déjà depuis longtemps par les auteurs, mais dont MM. Mathieu et Urbain ont expliqué les premiers la pathogénie. Ils ont en effet démontré par de nombreuses expériences, qu'il existerait une relation certaine entre les gaz du sang et sa coagulation ; cette action serait due presque uniquement à l'acide carbonique. Or dans l'asphyxie et la suffocation, il arrive un moment où l'élimination de cet acide ne pouvant plus se faire, celui-ci passera dans le plasma et y exercera son action coagulante. « Des coagulations partielles, disent ces deux savants, se produiront dans le sang des veines, et, entraînées par le mouvement circulatoire, elles s'arrêteront dans les capillaires des poumons, où elles détermineront des oblitérations vasculaires et des engorgements veineux. Ces coagulums se multipliant, la stase sanguine se généralisera dans les vaisseaux pulmonaires et l'arrêt mécanique de la circulation en sera la conséquence. N'est-ce pas là ce que l'on observe dans la mort par submersion ou dans la suffocation ? »

A quel moment se produisent ces coagulums ? MM. Mathieu et Urbain l'ont recherché et donnent comme quantité maximum d'acide gazeux capable de s'accumuler dans le liquide sanguin, le chiffre de 70 à 75 cent. cubes p. 100. La proportion de cet acide, contenu dans le sang resté fluide, serait supérieure dans les cas de suffocation et moindre dans les cas de strangulation. Il est dès lors facile d'expliquer la plus ou moins grande résistance présentée à l'asphyxie par les diverses espèces animales. Cette résistance dépendant de la richesse du sang en globules capables de fixer l'acide carbonique ou de la capacité de rétention de ces globules.

Les gaz du sang éprouvent enfin des changements importants dans leurs rapports. D'après Holmgren en effet, la proportion de CO^2 contenue dans le sang veineux des suffoqués est après la mort de 69,26, au lieu de 32 qu'elle est à l'état normal. De plus des composés nouveaux doivent prendre naissance, dont l'influence funeste sur les hématies occasionnent les accidents que nous avons relatés plus haut. L'état actuel de la science ne permet pas encore de les isoler, mais leur existence est certaine et nous sommes persuadé que leur action entre pour une grande part dans la production des phénomènes que nous venons d'étudier.

CHAPITRE IV

DE LA SUFFOCATION CHEZ LES HYSTÉRIQUES ET CHEZ LES NOUVEAU-NÉS

Avant d'aller plus loin dans notre sujet, nous croyons devoir donner, autant que le permet l'état de nos connaissances, l'explication de certains phénomènes extraordinaires et troublants au point de vue physiologique : je veux parler des fakirs et des hystériques. Nous en profiterons pour dire quelques mots de la grande résistance des nouveau-nés à l'asphyxie et à la suffocation, problème qui, contrairement au premier, peut être considéré aujourd'hui comme entièrement résolu.

Il existe dans l'Inde des individus, qui, après s'être soumis pendant quelques jours à un régime particulier et absorbé certaines drogues, se laissent enfouir vivants. Leur enfouissement dure parfois deux ou trois semaines et quand au bout de cette époque on va les retirer, ils sont encore en vie. Quand ces faits furent connus chez nous on ne tarda pas à les taxer de mensonges ou de racontars, mais devant les affirmations multiples d'un grand nombre de voyageurs, on est revenu quelque peu sur l'impression première que l'on avait eue ; des missions scientifiques ont étudié ces phénomènes et tout dernièrement en 1894, sous l'influence d'un rapport présenté par le docteur Kühn, de Berlin, une discussion a été soulevée à ce sujet à la Société anthropologique de Munich. Les conclusions du savant explorateur ont été approuvées et l'opinion dominante a été que les fakirs étaient en état d'autohypnotisme.

En effet, ces derviches, vivant autour des villes et des temples, jouissent dans leur contrée d'une grande vénération ; ces fanatiques, placés dans un milieu qui entretient en eux une sorte d'état nerveux particulier, sont de grands hystériques. Or il est notoire que de tels sujets sont dans un état de nutrition extraordinaire. M. Brouardel rapporte à ce sujet le résultat des études entreprises par un de ses internes, M. Empereur, sur la physiologie des hystériques. D'après lui, ces malades éliminent deux fois moins d'acide carbonique que les personnes ordinaires ; leurs combustions sont très ralenties, elles se nourrissent très peu, éliminent encore moins et la quantité de gaz carbonique exhalée par leurs poumons est tout à fait minime. Richet arrive aussi aux mêmes conclusions. Cet état se retrouve d'une façon encore plus marquée dans la catalepsie. Or le docteur Kühn, qui a observé deux fakirs, rapporte qu'ils étaient nettement en catalepsie. L'un d'eux était séjourné vivant dans la terre dix jours et l'autre trois semaines.

De plus, comme nous l'avons dit, ceux-ci se soumettent avant leur expérience à un régime particulier. M. Brouardel pense que les drogues qu'ils absorbent « sont des simples, dans lesquels le haschich entre pour une grande part, et sans doute aussi des substances analogues, par certaines de leurs propriétés, aux opiacés » et il ajoute : « L'absorption de ces drogues n'entraîne t-elle pas un ralentissement de la nutrition tel, que l'élimination de l'acide carbonique et des excreta est réduite à son minimum extrême » ?

Pour nous, nous sommes entièrement de l'avis du savant professeur et nous pensons que, jusqu'à nouvel ordre, ce phénomène peut être expliqué ainsi. Les fakirs sont des hystériques, qui se mettent artificiellement, par des excitations particulières, en état de catalepsie. Le ralentissement énorme des actes vitaux inhérent à cet état, ajouté au régime spécial suivi par ces individus, anéantit à peu près complètement la production de l'acide carbonique et de tous les principes toxiques, dont nous avons expliqué la formation plus haut. Dès lors, la faible quantité d'air respirable qui est laissée à leur disposition suffit à ces fanatiques pour accomplir leur merveilleux tour de force.

En serait-il de même chez les simples hystériques de nos pays? L'expérimentation est difficile, mais certains faits permettent de supposer qu'il en serait ainsi. C'est chez de tels individus qu'on observe, en effet, le plus souvent les états léthargiques et de mort apparente : leur vie est alors tout à fait latente. Caussé d'Albi a rapporté l'histoire d'une jeune fille de dix-sept ans, qui était restée enfouie pendant quinze heures sous une couche de plusieurs mètres d'épaisseur. Bien qu'il n'ait pas insisté sur le point de savoir si c'était une hystérique, il est permis de supposer qu'on se trouvait là en présence d'un fait analogue à ceux dont nous venons de parler.

Passons enfin à l'étude de la suffocation chez les nouveau-nés, qui présente comme nous l'avons dit quelque chose de particulier. En effet, les expérimentateurs ont remarqué depuis longtemps la résistance que ces derniers opposaient à la privation d'air respirable. Les observations ne manquent pas, d'enfants enfouis ou enfermés dans une caisse immédiatement après la naissance et retirés vivant plusieurs heures après.

Tardieu rapporte l'histoire d'une sage-femme arrivant à la mairie pour déclarer la naissance d'un enfant mort-né, qu'elle apportait dans un panier. Au moment où elle ouvre son panier, l'enfant crie et l'officier de l'état civil lui dit : « Mais il n'est pas mort, il crie ! »

Bardinet a rapporté l'histoire d'un enfant qui, enterré à 25 centimètres sous terre, n'en fut retiré qu'au bout de quatre à cinq heures et put vivre encore quatre jours. Ce malheureux nouveau-né était par surcroît hydrocéphale et anencéphale.

Maschka et Kohn ont rapporté plusieurs faits analogues.

Cette résistance des nouveau-nés à l'asphyxie a été signalée depuis longtemps. Harvey, Buffon et R. Boyle, de Lismore (Irlande) en avaient fait mention. Depuis lors, les expériences ont été multipliées et ce phénomène a reçu son explication.

On avait remarqué tout d'abord que la résistance des animaux à la submersion persistait pendant les premiers jours qui suivaient la naissance ; puis allait en diminuant jusqu'à la deuxième semaine, époque à laquelle le jeune animal ne pouvait pas la supporter plus longtemps qu'un adulte. On avait essayé d'expliquer ce fait par la persistance du trou de Botal et du canal artériel, qui s'oblitère en effet pendant ce court espace de temps et l'on croyait avoir trouvé, dans cette coïncidence, une preuve en faveur de la théorie, qui voulait que l'asphyxie fut due à un arrêt de la circulation pulmonaire. Cependant Legallois démontra que cette résistance des nouveau-nés devait tenir à d'autres causes et Paul Bert, expérimentant sur de jeunes rats, prouva que leur résistance est encore très grande, alors que l'oblitération du trou de Botal et du canal artériel est complète.

Harvey, ayant fait accoucher une chienne dans un baquet d'eau, avait vu la mère succomber, tandis que ses petits avaient survécu. Buffon, William Edwards, Paul Bert ont répété ces expériences et constaté que ces animaux résistaient plus longtemps à la submersion, si la température de l'eau ne dépassait pas 14°. Les animaux à sang froid, chez qui la privation d'air peut être poussée jusqu'à ses dernières limites, ne tardaient pas eux-mêmes à succomber, dès qu'on les soumettait à une température de 37° à 40°. La chaleur devait donc jouer un certain rôle dans cette résistance à l'asphyxie. — Poussant plus loin ses expériences, W. Edwards remarqua que parmi les animaux à sang chaud, ceux qui naissaient les yeux fermés, et par conséquent étaient moins complètement développés, pouvaient supporter la submersion bien plus longtemps que ceux qui naissaient avec les yeux ouverts. D'où la conclusion naturelle d'un rapport constant entre le degré de perfectionnement de l'être et sa faculté de vivre dans un milieu privé d'air respirable. Plus l'être soumis à l'expérience est bas dans l'échelle zoologique, plus il est éloigné de son organisation définitive et plus sa résistance à l'asphyxie est grande. Legallois avait déjà observé ce fait, William Edwards et Paul Bert l'ont confirmé.

De plus, Paul Bert a constaté que chez les nouveau-nés, la nutrition est considérablement ralentie, puisqu'ils consomment dix fois moins d'oxygène qu'un adulte ; la force d'accommodation vitale, qui est l'attribut de leur âge, leur permet d'augmenter considérablement le cercle des conditions extérieures dans lesquelles la vie peut s'exercer. Pendant tout le temps qu'a duré leur vie intra-utérine, l'absorption d'oxygène effectuée au niveau du placenta a été très faible ; leurs centres nerveux non encore habitués à la respiration pulmonaire ont besoin d'une excitation moindre que celle qu'ils subiront plus tard. La persistance partielle du trou de Botal et du canal artériel et par suite de la circulation fœtale, leur permet en quelque sorte de se passer pendant quelque temps d'une grande quantité d'oxygène. Ils se rapprochent alors des animaux à sang froid et subissent ainsi moins fortement les atteintes des agents extérieurs.

« Tout être en état d'asphyxie, a dit M. Maurice Perrin, perd de son énergie fonctionnelle ; il semble gagner d'autant en résistance vitale et se rapproche des animaux à sang froid ; il prend moins aux influences extérieures et par suite de ce défaut d'aptitude, il résiste mieux aux actions toxiques. » — Claude Bernard a fait l'expérience suivante : Il met un oiseau sous une cloche hermétiquement close ; l'air intérieur ne tarde pas à être vicié et l'animal est sous le coup d'une suffocation imminente, pourtant il résiste encore ; si alors on y introduit un autre oiseau bien portant, ce dernier tombe comme foudroyé.

C'est ce qui a lieu pour le nouveau-né. Durant sa vie intra-utérine, le fœtus est en quelque sorte assimilable au premier oiseau dans l'expérience de Cl. Bernard : il s'est habitué à vivre du peu d'oxygène qu'il avait à sa disposition. L'être adulte est comme le second oiseau, privé de son atmosphère ordinaire, il tombe foudroyé par la privation de cet air, auquel il était accoutumé.

CHAPITRE V

ANATOMIE PATHOLOGIQUE

Notre intention n'est pas de faire ici l'histoire des diverses lésions que l'on peut rencontrer dans tous les modes de suffocation : nous croyons les avoir suffisamment indiquées dans notre deuxième chapitre, en faisant l'analyse de chacun d'eux. Notre étude visant principalement l'asphyxie en vase clos, nous nous bornerons à en étudier les phénomènes anatomo-pathologiques et à indiquer les divers caractères, qui peuvent servir à la différencier. Nous suivrons dans ce travail le plan qui a été si exactement fixé par M. le professeur Lacassagne dans son *Vade-mecum* (page 103).

1° *Examen externe*. — Ce qui frappe au premier lieu, dès que l'on approche du cadavre d'un individu suffoqué, c'est la persistance de la chaleur. Dans les expériences entreprises au Laboratoire de médecine légale (18 mars 1896), la température des chiens enfermés dans une malle, prise quatre heures après leur mort était encore de 42°1, alors que celle des chiens étranglés n'était au bout de 3 heures 1/2 que de 28°5. A quoi tient cette différence ?

Peut-être comme l'a dit Cl. Bernard à des phénomènes chimiques de combustion se passant dans le systéme musculaire et exagérés par l'asphyxie. Cette hypothèse nous semble pouvoir expliquer ce fait, que nous avons pu constater dans toutes les autopsies de chiens suffoqués, c'est que les muscles conservaient longtemps après la mort une chaleur assez élevée. De plus, il est facile de comprendre que l'exiguité de l'espace, dans lequel se trouvent le plus souvent les victimes, empêche la déperdition de ce calorique de s'effectuer trop rapidement.

Les lividités cadavériques qui, comme on le sait, se produisent après la mort dans les parties les plus déclives apparaissent ici moins rapidement que dans les autres genres de suffocation : la fluidité moins grande du sang opposant un obstacle à leur production. Leur présence est très importante, car elle permet de diagnostiquer la situation exacte que devait occuper la victime, au moment où elle a succombé. Notre observation I est un remarquable exemple de la valeur que ce signe peut acquérir et combien il est nécessaire d'user pour le constater de certaines précautions.

La nature de la mort, jointe à la persistance de la chaleur, sont des conditions éminemment favorables à la rapidité de la putréfaction ; aussi les phénomènes de décomposition évoluent-ils ici plus promptement que partout ailleurs.

L'aspect violacé et même noirâtre de la partie supérieure du tronc et du visage, que l'on observe dans les autres modes de suffocation, fait ordinairement défaut dans le cas de confinement. On a en effet essayé d'expliquer cette hypérémie intense par une excitation, portée par le sang brusquement hyperveineux sur le système nerveux. Celui-ci renverrait cette excitation sous forme de contracture dans le système artériel : d'où poussée du sang vers le système veineux. La congestion de la face serait donc causée par une véritable action convulsive. Dans le cas d'un individu enfermé dans un espace clos, la mort ne serait pas assez rapide pour donner lieu à la brusque apparition de ce phénomène : à l'axcitation initiale succéderait insensiblement une paralysie vaso-motrice, qui rétablirait l'équilibre précédemment détruit. Il en est de même des infiltrations sanguines de la conjonctive et des paupières et du piqueté sanguin des téguments, qui dans le cas présent font le plus souvent défaut.

Nous ne reviendrons pas sur l'aplatissement du nez et des lèvres, ainsi que sur les empreintes des ongles et des doigts, qui ne s'observent pas dans ce mode particulier de suffocation. Ce n'est pas qu'on ne puisse trouver des marques de violence, au contraire, elles peuvent être ici très nombreuses, mais elles n'ont ni les caractères, ni la situation des violences caractéristiques de l'enfouissement, de la strangulation ou de l'obturation directe des voies aériennes. La sortie de liquide spumeux ou de sang par la bouche est un phénomène lié à la putréfaction, aussi l'observera-t-on facilement chez les individus morts dans un espace confiné quelconque.

Du côté du thorax et de l'abdomen, rien à signaler.

En somme, l'on est frappé par l'absence à peu près complète de signes extérieurs et les lésions parfois si nettes, que l'on trouve dans les autres modes de suffocation, font ici complètement défaut. Toutefois il est un phénomène que nous n'avons trouvé indiqué nulle part et qui mérite cependant d'être signalé. Lors de l'affaire qui fait l'objet de notre observation I, des expériences furent entreprises au Laboratoire de médecine légale de la Faculté ; or dans les autopsies des chiens suffoqués, nous fûmes frappés de ce fait, c'est que les poils ont toujours été trouvés couverts d'humidité, alors que ceux des animaux étranglés ont toujours été parfaitement secs, Nous avons nous-mêmes enfermé dans une caisse deux jeunes chiens âgés de quinze jours, la mort, qui est survenue au bout de 2 heures 1/2, s'est produite assez lentement sans phénomène particulier qui mérite d'être signalé. Une heure après la mort, à l'ouverture de la caisse, nous avons trouvé les parois mouillées et les poils des animaux ruisselants d'humidité. Ce signe nous semble donc assez important et pathognomonique de ce genre de suffocation. Nous avons en effet montré (Chapitre III) combien était abondante la quantité d'eau exhalée par nos poumons et excrétée par notre peau. La température de l'air expiré étant de 36° à 37°, l'air de l'espace confiné ne tarde pas à acquérir une chaleur assez élevée et la vapeur d'eau formée en abondance se dépose bientôt sur les objets environnants. Si un individu était déposé, après sa mort, dans une malle ou un espace confiné quelconque, ce phénomène ne se produirait pas ; les diverses expériences entreprises par nous au Laboratoire de physiologie, nous permettent d'assurer ce fait.

Donc, *humidité de la victime ainsi que des objets qui l'entourent*, putréfaction rapide. *Persistance de la chaleur*, pâleur des téguments : telles sont les lésions extérieures, qui méritent d'être signalées dans cette sorte de suffocation.

2° *Examen interne.* — A l'ouverture du corps, on ne trouve rien de particulier à signaler au niveau du tissu cellulaire; les diverses ecchymoses que l'on peut rencontrer ont pour origine d'autres violences extérieures et qui n'ont rien à voir avec les lésions, propres au genre de mort qui nous occupe. Toutefois elles doivent toujours être recherchées, car leur présence seule permet d'éliminer l'hypothèse d'un accident ou d'un suicide; c'est dans les cas de suffocation criminelle alors que la victime a été introduite de vive force dans l'espace confiné, où elle devait succomber, que ces marques de traumatismes antérieurs permettent de poser sûrement l'accusation.

A l'ouverture du thorax, l'attention de l'expert doit se concentrer du côté de l'appareil respiratoire; c'est là en effet qu'il trouvera des lésions véritablement caractéristiques et c'est de cet examen que dépendra le plus souvent la sûreté de son diagnostic. Toutes les différentes variétés d'asphyxie atteignent l'arbre respiratoire d'une façon à peu près identique, mais la suffocation dans un espace confiné produit par elle-même un état particulier des poumons, qui permet de la distinguer. Pour si rapidement que survienne la mort, tout porte à croire qu'elle ne peut arriver aussi vite que dans les cas de strangulation, de pendaison ou d'obstruction directe des voies aériennes; en effet l'air n'est pas intercepté brusquement comme dans les genres de mort qui précèdent et l'asphyxie survient d'une façon insensible et progressive. Cette lenteur se traduit alors par des signes tout à fait contraires à ceux que peuvent produire la strangulation et tous les autres modes de suffocation.

Tout d'abord l'on aperçoit au niveau du péricarde et

de la plèvre viscérale de petites taches rouge foncé, siégeant de préférence à la racine ou sur les bords du poumon et sur le cœur, au niveau des gros vaisseaux ou des artères coronaires et de leurs ramifications. Ces petites ecchymoses linéaires sont les *taches de Tardieu ;* ce sont « des taches rouge très foncé presque noir, dont les dimensions varient depuis celle d'une tête d'épingle, jusqu'à celle d'une lentille..., elles sont très exactement circonscrites et leur contour très net se détache des parties voisines et tranche plus ou moins fortement sur la teinte générale du poumon... Ces taches sont formées par de petits épanchements sanguins disséminés sur la plèvre et provenant de la rupture des vaisseaux les plus superficiels du poumon. » Ces taches, que Tardieu avait voulu donner comme pathognomoniques de la suffocation, ont perdu depuis de leur importance. En effet il résulte des travaux de Garibaldi, Liman, Ogston, Taylor, Hofmann, Legroux, que ces taches peuvent se rencontrer dans une foule d'autres genres de mort. La pyohémie, la pneumonie, l'épilepsie, le purpura, le scorbut et même la précipitation peuvent donner lieu à leur production. Elles sont très fréquentes chez le nouveau-né, quelle qu'ait été la cause de la mort. De plus elles peuvent faire complètement défaut dans des cas très nets de suffocation. Néanmoins, elles sont toujours la preuve d'un état congestif et doivent par cela même être recherchées avec attention.

Dans le genre de suffocation qui nous occupe, la forte hyperémie du poumon empêche de les bien distinguer, mais tout porte à croire qu'elles doivent être assez nombreuses, leur présence étant en proportion inverse de l'étendue de l'emphysème.

Le cœur droit renferme une certaine quantité de sang noir et fluide, mais on y trouve des caillots, dont l'abondance est en proportion avec la lenteur de la mort.

Peu de sang dans le cœur gauche.

Bien examiner l'état des valvules et du péricarde, afin de voir s'il n'y a pas quelque lésion pouvant entraîner une diminution dans la force de résistance de la victime.

Au niveau des bronches, une petite quantité d'écume sanguinolente.

Au niveau des poumons, l'emphysème, cette lésion si caractéristique de la lutte de l'individu contre la privation subite de l'air respirable, la dilatation extrême des vésicules pulmonaires sous l'influence des derniers efforts inspiratoires, rien de cela n'est constaté ici. Par contre l'hyperémie pulmonaire peut être portée à son maximum. Les poumons sont très-congestionnés ; à la coupe, on aperçoit une coloration rouge cerise très intense, avec des noyaux d'apoplexie à la surface ou dans la profondeur. De plus, par suite de la longue durée da la stase veineuse à leur niveau, on rencontre de l'œdème pulmonaire, signe d'un processus apnéique de longue durée.

Les autres organes ne présentent que des lésions d'ordre tout à fait accessoire et ne dépendant en aucune façon du genre de mort qui nous occupe.

Cette différence si nette entre les lésions de l'asphyxie lente et celles de l'asphyxie rapide, est d'un intérêt de premier ordre, car elle permet de diagnostiquer la nature de la violence qui a été exercée. Si l'on se trouve en présence d'un cadavre dont les poumons sont le siège d'un emphysème très intense et d'une congestion peu accentuée, en même temps que l'on constate au niveau du cœur un sang très liquide et exempt de caillots, tout porte à croire que la mort a été très rapide et la privation de l'air très brusque. Si au contraire l'on trouve des poumons ne portant que de très faibles traces d'emphysème, mais qui sont le siège d'une hyperémie très intense, si de plus l'on constate au niveau du cœur un sang peu fluide et des caillots abondants, l'on peut nettement affirmer que l'asphyxie a été lente à se produire. Ce signe peut même être donné comme pathognomonique de la suffocation dans un espace clos, car elle seule, par la lenteur extrême avec laquelle elle peut agir, est capable de produire ces lésions avec une aussi grande netteté.

Ainsi : taches de Tardieu assez abondantes, *emphysème presque nul*, *hyperémie intense du poumon*, sang moyennement fluide, avec de nombreux caillots dans le cœur, telles sont les diverses lésions que l'on trouve dans les cas de suffocation dans un espace confiné.

Dès lors, il nous sera facile de distinguer sûrement ce genre de mort de toutes les autres modalités de l'asphyxie. Ce qui frappe ici, c'est la lenteur de la mort et les désordres que l'on trouve à l'autopsie sont plutôt le fait d'une lente intoxication que d'une privation brusque de l'air respirable.

Nous n'avons pas à revenir sur les lésions propres à chaque mode de suffocation, nous les avons suffisamment indiquées dans le cours de notre travail ; il sera d'ailleurs le plus souvent facile de les distinguer. Mais ce que nous avons voulu mettre surtout en relief, ce sont les différences notables qui existent entre les genres de mort qui précèdent et la suffocation dans un espace clos.

Nous avons dit dans un de nos chapitres que nous avions

ici affaire plutôt à une intoxication qu'à une véritable asphyxie ; aussi n'a-t-on pas lieu de s'étonner,si les lésions trouvées à l'autopsie diffèrent de celles produites par tous les autres modes de suffocation.

L'empoisonnement se produisant au niveau de l'appareil respiratoire, c'est dans les poumons que l'on trouvera les signes les plus nets et les plus caractéristiques, de même que dans l'empoisonnement par l'appareil digestif, c'est au niveau de la muqueuse stomacale que l'on devra chercher les principales lésions.

CHAPITRE VI

RÈGLES DE L'EXPERTISE — OBSERVATIONS

En présence d'un cadavre, trouvé dans un espace confiné quelconque, les diverses questions que l'on peut poser à l'expert peuvent être résumées dans les suivantes :

1° Quelle est la cause de la mort ;

2° La mort est-elle bien survenue dans le lieu où la victime a été retrouvée ;

3° Y a-t-il crime, suicide ou simplement accident ?

Ici, plus que partout ailleurs, il est nécessaire que le médecin légiste n'agisse pas au hasard et souvent c'est de la façon dont on procède au premier examen, que dépend toute la suite de l'expertise. C'est en effet dans de pareilles circonstances, que la levée de corps prend une importance capitale et nous ne saurions trop insister sur la rigueur que tout expert doit y apporter. Un simple fait, relevé comme tout à fait secondaire, prendra peut-être dans la suite une grande valeur ; tel autre passé à peu près inaperçu, permettra à lui seul de poser un diagnostic. L'aspect extérieur du cadavre, sa position, l'état de ses vêtements, tout doit être relevé avec le plus grand soin et le corps ne sera enlevé de l'endroit où il a été trouvé, que lorsqu'on se sera fait une idée très exacte de son état.

L'aspect extérieur de la victime sera examiné jusque dans ses moindres détails, en particulier pour tout ce qui est des marques de violence ou des lividités cadavériques; les variétés de concordance de ces dernières avec la position du cadavre permettant de déterminer rigoureusement dans quelle posture la victime a dû succomber. Toutes les marques extérieures de violence seront relevées avec exactitude, afin de pouvoir plus tard juger de leur valeur et permettre de porter l'accusation d'homicide. L'état des vêtements sera aussi noté avec soin, afin de déterminer si une lutte a précédé la mort : une telle appréciation étant complètement impossible plus tard, alors que le corps a subi de nombreux déplacements. En somme rien ne devra passer inaperçu pour l'expert chargé de la levée du corps et celui-ci ne devra porter les mains sur le cadavre de la victime, qu'autant que ses yeux auront bien noté tout ce qu'ils auront vu.

Cela fait, on procedera à l'autopsie suivant les règles ordinaires et c'est de cet examen que dépendra la détermination de la cause de la mort. On se basera pour cela sur l'observation des divers symptômes dont nous avons donné l'explication dans le chapitre précédent. Si l'état des lésions ne permet pas de poser un diagnostic certain, c'est alors que les constatations effectuées au cours du premier examen prendront une importance capitale ; c'est en réunissant tous les divers signes notés lors de la levée de corps et en les mettant en parallèle avec les lésions trouvées à l'autopsie, que l'on arrivera à se faire une idée suffisamment exacte de la violence qui a occasionné la mort. En médecine légale, rien ne doit passer inaperçu et le fait le plus insignifiant prend souvent une valeur considérable dans le cours d'une expertise.

Il est inutile de donner à l'avance des règles fixes pour établir le diagnostic différentiel de toutes les diverses sortes de mort. C'est de la connaissance approfondie des lésions de chaque cas particulier et de l'habileté de l'expert que dépend la sûreté de cette détermination. L'imagination et le hasard ne sauraient ici suppléer l'ignorance. Il est enfin un ensemble de qualités que tout médecin légiste doit posséder au plus haut degré et que ni le travail, ni l'expérience ne peuvent donner entièrement : c'est la droitesse du jugement et la sincérité des convictions, qui font que l'expert doit savoir douter et ne craigne pas d'avouer son doute. Comme on l'a si souvent répété, mieux vaut savoir dire à temps devant le juge d'instruction « *je ne sais pas* », que plus tard à la cour d'assises « *je ne savais pas* ».

Nous ne pouvons mieux faire en terminant notre travail, que de donner l'observation qui a été le point de départ de notre thèse. Le diagnostic, entouré ici de difficultés, a pu cependant être posé, grâce à une expertise attentive et après de longues et mûres réflexions. Nous ne pouvons nous résoudre à abréger l'histoire de cette longue affaire, aussi allons-nous reproduire in extenso le rapport de M. le professeur Lacassagne.

OBSERVATIONS

OBSERVATION I

Affaire de la rue Tavernier

Sur la réquisition de M. Benoist, juge d'instruction, en date du 17 février 1896, me suis rendu le même jour vers 5 heures du soir, rue Tavernier 12, pour y examiner avec le parquet et M. le Dr Jamin, la chambre où a été trouvée la malle dans laquelle se trouvait le corps du nommé Badoil Etienne.

Un réquisitoire du commissaire de police du quartier Pierre-Seize nous avait requis d'examiner à la morgue le corps de cet homme « trouvé mort ce matin dans une malle où il s'était caché pour ne pas être surpris par l'amant de la femme Elise Piot, chez laquelle il s'était rendu. Le Dr Jamin prévenu a fait retirer le corps de la malle. »

Les renseignements fournis par la fille Elise Piot, par Matillon, la femme Badoil et le témoin Nugier nous apprennent que le dimanche vers deux heures et demie, Badoil a dîné chez lui. Il a mangé de la salade, du veau et du fromage ; sa femme l'a aidé à s'habiller, il a mis une chemise propre et elle se rappelle bien que sur le corps de son mari il n'y avait aucune blessure apparente.

Vers 3 heures, Badoil s'est rendu dans un café où il avait rendez-vous avec la fille Piot. Ils ont bu deux bouteilles de vin, du café, de l'eau-de-vie de marc, de la bière et mangé des œufs durs, puis sont allés rue Tavernier. Vers 6 heures, Badoil entendant rentrer Matillon s'est caché sous le lit. Matillon a pris sa veste et est allé souper. Il est revenu peu de temps après.

Vers six heures et demie, Badoil qui était déchaussé s'estmi s dans la malle.

Matillon et Elise Piot sont partis pour la Scala, d'où ils sont rentrés à minuit.

La malle était située dans la chambre à coucher près de la tête du lit.

Le matin après le départ de Matillon, la fille Piot ayant vu en avant de la malle un liquide fortement rouge, sanglant, a ouvert celle-ci et a vu Badoil dont le corps était à bouchon ; ayant touché une de ses mains, elle l'a trouvée froide et voyant que la mort était certaine, elle a refermé le couvercle et est allée à Vaise chercher la femme Badoil. Celle-ci e t venue avec un voisin qui nous dit que lorsqu'il a soulevé le couvercle, il a vu une buée humide sur tout le corps et au-dessus des vêtements c'était comme du givre, le corps était dans la position à bouchon la tête en bas. Les mains situées en avant près de la figure. Il y avait peu de rigidité. La face n'était pas violacée, mais humide par de l'eau ou de la sueur ».

Le Dr Jamin crut aussi à cause de cette chaleur que la mort n'était pas encore survenue. Il nous dit que le cadavre était bien dans la position dont nous avons parlé. La face dirigée en bas, les jambes fléchies comme dans une position accroupie. Des mucosités sanguinolentes s'écoulaient par le nez. Lorsque le corps fut porté sur une table on s'aperçut de suite qu'on avait affaire à un cadavre. C'est M. Jamin qui pour pratiquer la respiration artificielle a déboutonné le sujet.

Dans la malle, il y avait une flaque de sang, qui s'était écoulé au dehors sans laisser de coagulum.

Nous avons vu à deux heures, le 17 février, à la morgue le corps de Badoil. Il était dans la malle sur le dos. La face était pâle, la chemise déboutonnée, au cou des traces suspectes ; mais nous n'avons pas procédé à un examen plus complet, n'ayant pas encore reçu de réquisitoire.

Voici les questions qui nous ont été posées par le magistrat instructeur :

M. le professeur Lacassagne, médecin assermenté près les tribunaux de Lyon, est requis par nous aujourd'hui de procéder à l'examen et à l'autopsie du cadavre du nommé Badoil Etienne, revendeur, rue de l'Oiseleur 17, que la fille Piot demeurant chez un sieur Matillon a représenté ce matin entre 8 et 9 heures renfermé dans sa malle, à la dame Badoil, au sieur Nugier et à M. le Dr Jamin ; de rechercher tant sur le cadavre que sur les vêtements toutes blessures, toutes lésions, toutes taches ou traces suspectes quelconques ; d'en déterminer l'origine la plus probable et les indications qui en résultent, soit au point de vue de la preuve de violences volontaires exercées sur Badoil, soit au point de vue des conditions dans lesquelles le corps a été introduit dans la malle ; de dire eu égard à la disposition des lieux et à la malle elle-même, si les explications des inculpés, spécialement celles que fournit la fille Piot, rendent compte des faits scientifiquement constatés ou si elles sont nécessairement inadmissibles en tout ou en partie ; de procéder à toutes autres constatations, opérations, expériences propres à la manifestation de la vérité.

L'AUTOPSIE.

L'autopsie a été pratiquée le 18 février 1890 dans le laboratoire de médecine légale, avec l'aide de M. le Dr Jamin et en présence de M. Benoist, juge d'instruction et de M. Lescouvé, substitut du Procureur de la République.

Préalablement, le corps a été arrangé dans la malle par M. le Dr Jamin, qui l'a placé dans la position où il l'avait trouvé la veille. C'est ainsi que la photographie a été faite.

Le corps est placé dans une malle en bois peinte en rouge, au fond de laquelle sont de nombreux objets (chapeau, ombrelle, brodequins à lacets, objets divers de literie et d'habillement).

Cette malle d'une hauteur de 0 m. 37 a une longueur totale de 0 m. 99, et si l'on défalque l'épaisseur du bois on ne trouve plus que 0 m. 93. Sa largeur est de 0 m. 45 et de 0 m. 41 seulement si l'on tient compte de l'épaisseur des parois.

Les objets qui occupent le fond de la malle diminuent considérablement sa capacité. L'espace situé entre eux et le couvercle de la malle n'a que de 0 m. 20 à 0 m. 23 de hauteur. Dans un angle du couvercle, du côté où était située la tête de Badoil, il y a une large toile d'araignée de date ancienne et absolument intacte.

En somme, le cadavre est blotti dans un espace clos

ayant 0 m. 95 de long sur 0 m. 41 de large et 0 m. 25 de hauteur.

Nous avons trouvé le corps couché sur le dos la face regardant le couvercle de la malle; mais cette position n'était pas celle dans laquelle le corps fut trouvé par le Dr Jamin. Ce médecin qui nous a assisté pendant cette expertise, a vu le corps dans la malle et sa situation était la suivante. Le corps était pelotonné de telle sorte qu'il occupait une place très restreinte; la tête appuyée sur le bras reposait dans un coin de la malle, les jambes et les cuisses étaient ployées au-dessous du tronc et on voyait le dos du cadavre seulement ainsi que l'indique la photographie.

Le poids du corps est de 42 kilog.; sa taille est de 1 m. 48 à 1 m. 50. Il est vêtu d'un complet à carreaux bleus (veston, gilet, pantalon), un caleçon en tricot, une chemise avec quelques taches de sang. Autour du cou une cravate et un foulard de couleur lâchement noués.

Les cheveux sont un peu grisonnants, les yeux clos, les pupilles inégales, à gauche 0,004mm à droite 0,006. Le chémosis est plus marqué à droite qu'à gauche.

De la *sanie* rougeâtre s'écoule par les narines et la bouche.

Sur le cou, au niveau de la fourchette sternale et sur toute la poitrine se trouvent des *taches lenticulaires* noirâtres de 0,003mm de diamètre en moyenne. Il en existe de plus petites punctiformes, qui sont d'un rose vif. L'incision montre qu'elles sont constituées par du sang extravasé. Nous en observons aussi sur l'abdomen, à la face externe des cuisses et des jambes. Il n'y a pas de lividités cadavériques en avant, et la face n'est pas vultueuse, sans injection marquée. Le *décubitus est à la partie postérieure* du corps et également réparti sur toute la surface du dos. Il est très manifeste entre les deux épaules, le long de la gouttière vertébrale. Ce qui nous montre que le corps a séjourné une période de huit ou dix heures, sur le dos, immédiatement après la mort.

Ces taches cadavériques s'étendent un peu moins sur les membres inférieurs et à leur partie postérieure. Elles sont plus accentuées sur la jambe gauche

Les conjonctives sont injectées et présentent un piqueté hémorrhagique sur toute la surface. Grosses taches pétéchiales sur la muqueuse buccale.

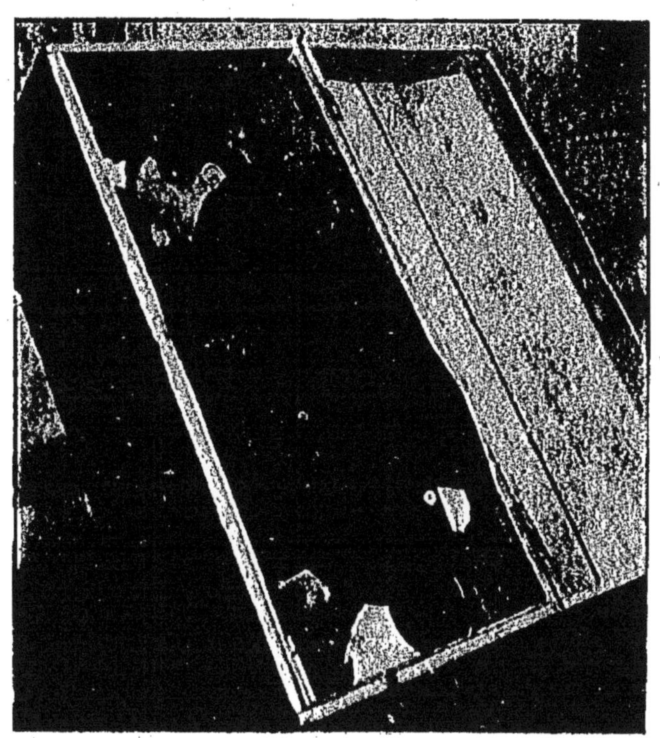

A l'épaule gauche au-dessus de l'acromion est une abrasion de la peau de un centimètre et demi de long sur un cent. de large. Il y a de l'infiltration sanguine sous-jacente. Nous trouvons aussi une ecchymose profonde avec taches parcheminées superficielles sur l'épaule droite.

Sur le cou, à deux travers de doigt de la clavicule gauche, il y a une tache rougeâtre avec épanchement sanguin dans le tissu cellulaire sous-jacent. Il existe en outre en différents points soit à droite, soit à gauche de larges taches d'un rouge brique pouvant ressembler à des empreintes. Sur l'une d'elles à droite, la peau est éraillée, comme elle aurait pu l'être par le fait d'un coup d'ongle.

Les deux coudes sont aussi le siège de taches parcheminées et d'ecchymoses manifestes surtout à la suite des crevés. Les genoux à la face externe ont aussi été traumatisés et portent plusieurs ecchymoses et éraflures ; au niveau des deux malléoles se trouvent aussi des éraflures symétriques parcheminées.

Toutes ces ecchymoses sont apparentes et s'accompagnent de modifications visibles de la peau qui les recouvre.

Il en est une série d'autres plus étendues et que seules des incisions profondes ont pu mettre en évidence :

a) Au niveau de *l'épine de l'omoplate gauche*, suffusion sanguine sous-cutanée, large comme une pièce de deux francs.

b) De chaque côté *des gouttières vertébrales*, au niveau des deux crêtes iliaques, en dehors de la région lombaire, dans *les flancs*, ecchymoses symétriques avec infiltration sanguine du tissu musculaire et des muscles.

A gauche, cette ecchymose est marquée à la vue par une tache rouge brun sur les téguments ; ses dimensions sont de 0,01 cent. de long sur 0,012 millim. de large. Les bords en sont irréguliers et contus.

A droite, la peau est intacte et les muscles sous-jacents sont infiltrés de sang comme l'indique l'incision au bistouri.

c) Signalons enfin *à la tête, sur le vertex*, une sorte de dépression qui se sent au doigt ; les cheveux coupés à ras laissent voir des talures occupant une surface de 0,03 cent. de diamètre. L'incision montre au-dessous un hématome de même dimension. Le crâne n'est pas fracturé, mais il y a eu là un traumatisme violent.

La *putréfaction* est très avancée. L'abdomen tout entier est de coloration verdâtre. Il n'y a presque plus *de rigidité* cadavérique ; celle-ci persiste aux membres supérieurs, mais elle est faible.

Les mains ne présentent rien de particulier, les *ongles* sont bleuâtres. Aux pieds, au contraire, les *ongles* sont pâles.

Le pied droit est fortement incurvé sur la face plantaire. Les orteils sont en flexion, et il est impossible de les ramener dans leur position normale.

Sur le gros orteil, au niveau de l'articulation de la phalange et de la phalangette, on trouve une petite excoriation parcheminée sur ses bords, ecchymotique en son milieu. Cette talure existe moins marquée sur la seconde phalange du deuxième orteil.

Lorsqu'on incise, on voit un peu de sang extravasé au-dessous de l'empreinte parcheminée.

En somme, nous trouvons sur toutes les parties saillantes du corps des traces de violences symétriques, très nettes, constituées par des éraflures, ecchymoses et taches parcheminées. Ces lésions ont été produites pendant la vie ou à une époque très rapprochée de la mort.

L'examen externe des téguments nous montre le décubitus et les lividités cadavériques à la partie postérieure du corps, et nous relevons sur la peau et les muqueuses des taches ou suffusions sanguines sous-cutanées, indication primordiale et essentielle d'une mort brusque.

OUVERTURE DU CORPS

A) *Dissection du cou.* — Tous les tissus sont particulièrement infiltrés de sang. Nous trouvons au-dessous de l'ecchymose rosée située à la partie antérieure du cou, à gauche, une suffusion sanguine dans le sterno-mastoïdien sur une étendue de 0 m.025 sur 0 m.011 de large.

La gaîne des vaisseaux est injectée. Il y a du sang liquide dans les carotides et sur la tunique interne de la carotide gauche un point suspect, très localisé où cette tunique semble être injectée, comme dans la lésion d'Amussat.

Il y a des suffusions sanguines dans les muscles sus et sous-hyoïdien, des deux côtés, au niveau de leur insertion à l'os hyoïde. Pas de fracture de cet os ni des cartilages du larynx. En résumé, des violences ont été exercées sur le cou, ainsi que le prouvent les érosions de la peau et surtout les ecchymoses profondes.

B) *Poitrine*. — En disséquant le plastron costal, nous découvrons dans le grand pectoral gauche, près de l'insertion claviculaire, une ecchymose profonde.

Il n'y a pas de taches de Tardieu sur les poumons. Ceux-ci ne sont pas volumineux et sur toute leur surface on remarque des taches blanchâtres se détachant sur un fond rouge : c'est l'emphysème des étranglés, emphysème intervésiculaire formant comme de petites tumeurs sous la plèvre.

A la coupe il y a un peu de congestion, de l'hypostase en arrière sans noyaux apoplectiformes. Œdème carminé assez marqué. Pas de mousse dans la trachée ou les bronches.

Le cœur est moyennement distendu. Il y a une tache de Tardieu dans le médiastin antérieur et quelques taches laiteuses de péricardite.

Le ventricule droit renferme du sang liquide, mais pas de caillots.

Le ventricule gauche renferme plus de sang liquide que le droit. La valvule mitrale est un peu épaissie.

C) *Tube digestif*. — La langue et l'épiglotte sont congestionnées. Il y a des aliments dans le pharynx, qui ont pénétré dans le larynx et même la trachée.

Rien de particulier à l'œsophage.

L'estomac contient une assiette d'un magma brunâtre, composé d'herbage, de pépins de figue, le tout nageant dans un liquide rougeâtre, vineux.

La digestion était commencée au moment de la mort, qui a dû survenir de deux à trois heures après le repas, quatre heures au maximum.

La muqueuse présente des lésions de gastrite chronique.

Le foie est normal. L'examen chimique pratiqué dans le laboratoire de M. le professeur Hugounenq a donné les résultats suivants :

Poids du foie = 1.070 gr.
Glucose = 0 gr. 556 %
Glycogène = 0 gr. 062 %

Cette analyse donne des présomptions sur la rapidité de la mort.

Les reins sont congestionnés et asphyxiques.

La vessie est moyennement distendue.

Les organes génitaux sont normaux. Nous recueillons un liquide blanchâtre qui s'écoule par le méat. L'examen microscopique qui en a été fait a décelé la présence de spermatozoïdes. Ces éléments caractéristiques du sperme se rencontrent ainsi dans toutes les morts brusques.

Nous avons recueilli un peu de sang pour le soumettre à l'examen spectroscopique. Cette recherche, faite avec l'aide de M. le professeur Florence, a montré que le spectre avait les deux bandes caractéristiques de l'oxyhémoglobine, d'une très grande pureté : entre les deux bandes notamment, le spectre était très éclatant. Sous l'influence d'un agent réducteur, le sulfhydrate d'ammoniaque, les deux bandes d'absorption ont disparu pour faire place à la bande unique de Stokes (hémoglobine réduite) absolument comme cela se voit dans le sang ordinaire. Nous ne pouvons tirer de ces recherches qu'une présomption contre une mort lente dans un espace clos. Il est évident qu'une démonstration de ce genre n'aurait de valeur précise que si nous avions pu recueillir une quantité suffisante de sang pour en doser les quantités d'oxygène et d'acide carbonique.

EXAMEN DE MATILLON (20 février 1896)

Sur la réquisition de M. Benoist, en date du 19 février, ai examiné le lendemain à la prison Saint-Paul, puis dans le cabinet de M. le juge d'instruction, le nommé Matillon J.-F., inculpé d'assassinat, détenu, dire s'il porte des traces quelconques de violence, ou de lutte pouvant remonter au 16 de ce mois.

I. — Nous avons trouvé sur le bras droit, à trois travers de doigt du bord externe de l'aisselle, diverses ecchymoses. La première en raquette a un diamètre de 0,035 mm. et sa queue a environ 0,01 cent. 1/2. Elle est composée d'une série de petites ecchymoses d'un rouge carmin limité par une auréole jaunâtre. Elle est située sur le côté interne du biceps à 0,02 cent. de la ligne médiane.

Une deuxième se trouve séparée de la première par un espace de 0,012 mm. : elle a 0,008 mm, et présente une teinte cuivrée.

En dehors de celle-ci et à une distance de 0,02 cent., on en voit une troisième, constituée par une légère empreinte de la grosseur d'une lentille sans caractère précis.

La peau est fine, très vasculaire. Au moindre traumatisme, Matillon nous dit qu'il voit apparaître une ecchymose.

Il s'est pincé le matin du jour de notre examen au biceps gauche et déjà nous voyons une teinte brunâtre des téguments à cet endroit.

Il prétend que les ecchymoses que nous avons constatées sont dues à des pinçons que sa maîtresse lui aurait faits, il y a un an, nous disait-il d'abord. Puis, sur notre affirmation que cela était impossible, il a prétendu que l'ecchymose datait de quelques mois, et enfin devant notre refus d'admettre un début aussi éloigné, il nous a dit qu'il croyait se rappeler que le pinçon avait été fait huit jours avant.

Ce n'est pas absolument impossible, nous pensons cependant que cette ecchymose est d'une date plus rapprochée. Elle pourrait bien avoir été faite le dimanche et être le résultat d'un traumatisme tel que celui qu'aurait pu produire Badoil, alors que des violences étaient exercées contre lui.

Cette blessure nous a paru suspecte. Il nous a semblé important de fixer son origine et sa date. Nous avons prié M. le juge d'instruction de faire examiner Matillon par deux chirurgiens de l'Hôtel-Dieu.

Conclusions. — Le nommé Matillon porte sur la saillie du biceps du bras droit une ecchymose suspecte pouvant remonter à quatre jours. Cette ecchymose pourrait être le résultat d'un serrement violent exercé en ce point.

Lyon, le 20 février 1896.

EXAMEN DE LA FILLE PIOT

Sur la réquisition de M. le Juge d'instruction, en date du 19 février 1896, me suis transporté le lendemain à la prison Saint-Joseph pour, après visite, dresser rapport de l'état de la nommée Élise Piot inculpée d'assassinat et dire si elle porte des traces quelconques de violences ou de lutte, paraissant correspondre à une scène du 16 de ce mois ; décrire la constitution de cette femme, sa force, son tempérament.

I. — Cette fille est âgée de 27 ans. Nous l'avons fait déshabiller et à la surface du corps nous n'avons trouvé aucune trace suspecte de violences.

Sur la chemise quelques petites taches de sang; elle aurait eu ses règles une semaine avant. — Les mains sont fortes.

Elle est droitière. Au dynamomètre, nous constatons 28.

Cette fille est d'une constitution vigoureuse. Elle est nerveuse. Elle reconnait avoir des habitudes d'intempérance, elle boit de la bière et du rhum. Elle a un peu de goître. Pas de tremblement aux mains.

Conclusions.— La fille Elise Piot ne porte, en aucune partie du corps, des traces quelconques de violences ou de lutte.

Cette fille est d'une constitution vigoureure et forte. Elle a des habitudes d'intempérance.

EXAMEN DE LA CHEMISE DE BADOIL

Sur la réquisition de M. Benoist en date du 20 février, j'ai procédé à l'examen de la chemise de Badoil, au point de vue de l'hypothèse d'un accident.

C'est une chemise d'homme à col rabattu, munie de boutons de nacre cousus, ne portant pas d'initiales.

Le col est noir à la partie antérieure, avec une légère tache rougeâtre tout près de la boutonnière, à droite, paraissant être du sang. Tout le long du col, en dedans, une tache rose à reflet jaunâtre provenant d'une décoloration du foulard : c'est probablement de l'essence.

Tout le dos présente, surtout vu par transparence, de nombreuses et grandes taches jaunes formées par le décubitus dorsal. (C'est encore disons-le, en passant, une preuve de la durée de la position sur le dos).

En dedans sur le plastron droit, une grande tache brunâtre d'aspect fécaloïde et une plus petite, essuyée, située à un centimètre et demi de la première et due à du sang.

La partie inférieure du plastron présente d'abord des taches lavure de chair, surtout à gauche; à 2 cent. 5 de la bavette du plastron, est une tache transversale longue de 0,015^{mm} et large de 0,003 à 0,004, essuyée, pointue à une extrémité et manifestement due à du sang.

Un peu plus bas, des taches irrégulières, figurant un cercle, épaisses, non empesées, avec léger relief et comme farineuses.

Enfin, plus bas, un certain nombre de taches en stries, d'aspect fécaloïde.

Rien à noter sur le pan postérieur.

La tache sanglante a été mise en macération dans de l'eau distillée et soumise au raclage. Le liquide contenait une grande quantité de grains amylacés, polyédriques, à hile bien visible qui, traités par l'eau iodée, sont fortement colorés en bleu. Ce même liquide, sous l'influence de la chaleur et de l'acide acétique, a donné de nombreux cristaux d'hémine. Cette tache est donc bien formée de sang : l'amidon provient d'un empesage défectueux.

La deuxième tache, circulaire, est simplement formée par des grains d'amidon décrits plus haut.

La troisième tache qui est faible et superficielle, contient outre les grains d'amidon déjà signalés dans les précédentes, de nombreuses [illegible] es de l'épiderme et des débris végétaux de toute espèce : elles ne contiennent rien de suspect.

La tache lavure de chair, que nous avons signalée au bas de la bavette, étant excessivement faible, a été traitée par la réaction de Van Deen qui a été affirmative ; elle est donc très probablement formée de sang.

Conclusions. — L'examen des taches trouvées sur la chemise de Badoil a montré :

1° Des taches de sang (mais pas de sang de règles) ;

2° Des taches de matières fécales ;

3° Des taches d'amidon ;

4° Il n'y a pas de taches faites par du sperme ;

5° On remarque dans le dos, de nombreuses et grandes taches jaunes, qui montrent une fois de plus, la durée de la position sur le dos après la mort.

L'examen que nous avons fait des autres vêtements de Badoil, ne nous a permis de relever aucune constatation importante.

Sur le veston au milieu du dos, se trouvaient de petites taches lenticulaires, blanchâtres, sur un espace d'environ 0 m. 05 carré ;

nous avons supposé un moment qu'elles avaient pû être faites par l'empreinte d'un soulier à clous. Les chaussures portées par les deux inculpés ne présentent pas de clous. Il n'en est pas ainsi des souliers de Badoil et il peut se faire que, lorsque le corps a été retourné dans la malle, un de ces souliers a été mis en contact avec le paletot humide. Dans tous les cas, il est important de remarquer que le siège de cette tache n'est pas en rapport avec les ecchymoses des flancs, dont nous avons parlé.

Lyon, le 3 mars 1896.

EXPÉRIENCES FAITES AVEC LA MALLE

Nous avons d'abord cherché à nous rendre compte de la température de l'appartement de Matillon à l'endroit de la chambre où se trouvait la malle. Un thermomètre à maxima et à minima a été placé pendant la nuit du 22 au 23 février.

La temp. maximum = 19
— minimum = 16

Le 26 février au matin dans notre laboratoire, en présence de M. Benoist, juge d'instruction nous avons cherché, avec un homme de bonne volonté, quelle était l'attitude qui pouvait être prise dans la malle et s'il était facile de s'y enfermer.

La taille du sujet = 1 m. 54.

Cet homme est prié de se mettre dans la malle, l'adaptation est longue et difficile. Il lui faut quelques minutes pour lui permettre de trouver une position lui permettant de fléchir fortement les jambes sur les cuisses. Il est alors dans le décubitus latéral. Le couvercle alors se ferme bien.

Si cet homme se couche sur le dos, les jambes et les pieds sortent de 0 m. 30. De quelque manière que les extrémités inférieures soient fléchies, il est impossible de fermer le couvercle et il y a une béance de 0 m. 15 environ.

Le 13 mars sur la réquisition de M. Benoist, nous nous sommes transporté le soir rue Tavernier 12 et rue Bouteille 6, afin de vérifier par des expériences d'acoustique, si un sujet enfermé dans la malle peut, lorsqu'il crie dans l'appartement de Matillon, être entendu dans l'appartement de l'étage correspondant du n° 6 de la rue Bouteille. Nous constatons en effet de ce dernier endroit, que les bruits et les cris sont bien perçus et les deux femmes qui se trouvent là disent que le soir de l'évènement, à 8 heures 1/2, les cris leur ont paru plus nets.

L'homme qui se prête à cette expérience a une taille de 1 m. 51 ou 1 m. 52 ; il est plus gros que Badoil. On enlève les 2/3 des objets qui se trouvent dans la malle. Cet homme se place sur le dos les jambes un peu ployées sur les cuisses, les bras relevés. Il déclare que dans cette position il ne peut pas faire de mouvement, comme de porter la main au cou.

Cet homme veut bien passer quelque temps dans la malle, le couvercle étant abaissé ; au bout de 6 minutes il éprouve de la chaleur. Celle-ci devient de plus en plus insupportable. On dirait qu'il entend moins bien. Il compare ce qu'il éprouve à ce que ressent un plongeur sous l'eau. Au bout de 10 minutes on le fait ressortir : peau chaude, pouls à 106.

Cet homme déclare qu'il n'aurait pas pu supporter 1/4 d'heure de plus le séjour dans la malle.

EXPÉRIENCES SUR DES CHIENS

Nous avons procédé dans notre laboratoire à des expériences sur des chiens, pour nous rendre compte :

1° De la durée et de la marche de la température du corps chez des chiens primitivement étranglés et enfermés dans la malle ;

2° Des lésions anatomo-pathologiques que nous retrouverions sur leurs organes.

Les expériences ont été faites sur des chiens suffoqués dans la malle.

1° *Chiens étranglés avec la main.*

Nous nous sommes rendu compte préalablement de la température de la chambre où se trouvait la malle et le corps de Badoil. Un thermomètre à maxima et à minima placé pendant la nuit du 22 au 23 nous a donné :

maximum 16
minimum 10

La température de l'appartement où l'expérience a été faite sur des chiens était de :

maximum 14
minimum 9

Nous avons pris trois chiens pesant ensemble 41 kil., c'est-à-dire égalant à peu près le poids de Badoil.

Nous les avons successivement étranglés avec la main. La mort est survenue lentement. Immédiatement après nous avons pris leur température :

Le chien n° 1 = 39
— n° 2 =
— n° 3 = 38,8

Ils ont été ensuite enfermés dans la malle. Pendant l'expérience la température prise dans la malle était :

maximum = 19
minimum = 16

Nous avons pris la température de ces chiens à divers intervalles et nous avons trouvé que la température de leur corps. qui était à 6 heures 36 du soir de 47°7, n'était plus à 8 heures 30 le lendemain matin que de 28°3.

A ce moment il n'y avait pas de buée, ni d'humidité dans la malle. Les poils des animaux étaient très secs. Mais nous avons constaté qu'une sérosité sanguinolente s'était échappée de leur gueule. Elle avait été assez abondante pour donner lieu à une flaque sanguine sur le parquet où reposait la malle. La même constatation a été faite dans l'appartement de Matillon.

Le soir nous avons procédé à leur autopsie. Voici les résultats généraux :

Dans toute la région du cou traumatisée pour amener la strangulation, il y a des suffusions sanguines, les tissus sont fortement injectés par le sang, particulièrement la trachée. Les conjonctives présentent un piqueté hémorrhagique très accentué.

Le sang est fluide dans les deux ventricules. Pas de caillots.

Il n'y a pas de taches de Tardieu sur le poumon, ni sur le cœur.

Les poumons sont congestionnés et présentent des plaques d'emphysème, qui se dissipent assez rapidement sous l'influence de la pression atmosphérique.

Dans la trachée, une mousse très fine qui tapisse les parois comme un duvet.

Le 18 *mars* 1896, nous avons procédé à une nouvelle série d'expériences.

Nous avons pris deux chiens pesant 40 kil. Ils ont été introduits vivants dans la malle à 9 heures du matin. Nous avons pu estimer par leurs mouvements et leurs cris la période qui a précédé la mort. Ils ont vécu dans cet espace confiné de 3 heures à 3 heures 1/2 ; au bout de ce temps la mort fut constatée. Au moment de l'ouverture, voici les constatations qui furent faites.

Les parois de la malle étaient humides. Les poils des animaux présentaient un pareil degré d'humidité, qu'on pouvait facilement constater en passant la main à la surface de leur corps.

Il ne s'est pas échappé de sérosité sanguine par la gueule comme nous l'avons signalé dans l'expérience précédente.

Il y a relâchement des sphincters et rigidité cadavérique très accentuée.

L'air de la salle est chaud et la température des animaux est de :

à 1 h. 30 = 13,6
à 2 h. = 13,8
à 4 h. = 12,1

A 4 heures du soir nous en pratiquons l'autopsie ; nous observons :

Quelques points hémorrhagiques sur les conjonctives. Taches de Tardieu en grand nombre sur toute la surface des poumons. Leur aspect est comme marbré.

Il y a aussi des ecchymoses sur le diaphragme. Elles sont confluentes et revêtent la forme de nappes hémorrhagiques. Semis très accentué de taches punctiformes rosées sur le péricarde pariétal et viscéral.

Le foie pèse 560 grammes.

Sang liquide dans le cœur droit avec quelques gros caillots. Très peu de sang liquide dans le cœur gauche.

L'examen chimique du foie a donné les résultats suivants :

Glucose = 0,5976 %.
Glycogène = des traces.

Nous avons pris du sang dans le cœur d'un de ces animaux, quatre heures après la mort, alors que le cadavre de l'animal est encore très chaud et nous l'avons soumis à l'examen spectroscopique. Le sang a été étendu dans un peu d'eau préalablement bouillie et examiné au spectroscope. Le spectre observé présentait les deux bandes de l'oxyhémoglobine, mais l'espace laissé entre elles, au lieu d'être lumineux et net comme il l'est dans le sang fortement oxygéné et comme cela s'était montré avec le sang de Badoil, était très sensiblement assombri.

DISCUSSION GÉNÉRALE

Les questions posées par M. le juge d'instruction sont les suivantes :

1° Quelle est la cause certaine ou la plus probable de la mort de Badoil ;

2° En déterminer l'heure la plus probable ;

3° L'examen du cadavre et des vêtements, peut-il fournir par des blessures ou des traces suspectes des preuves de violences exercées ou des indications sur les conditions dans lesquelles le corps a été introduit dans la malle ;

4° La disposition des lieux et de la malle elle-même, les explications des inculpés et spécialement de la fille Piot rendent-elles compte des faits scientifiquement constatés ou sont-elles nécessairement inadmissibles en tout ou en partie.

Les constatations que nous avons faites, les résultats de l'autopsie, les conséquences des expériences ou examens auxquels nous avons procédé permettent de démontrer trois points essentiels :

A. — La mort a été brusque et est le résultat d'une strangulation par les mains.

B. — Cette strangulation a été faite dans la malle.

C. — Le cadavre a passé aussitôt après la mort de huit à dix heures sur le dos, dans la malle fermée.

Nous allons successivement donner les preuves de chacune des propositions que nous venons d'émettre.

A. — La mort a été brusque. Elle est le résultat d'une strangulation par les mains.

Rappelons que le sang était très liquide. Il n'y avait pas de caillot dans le cœur. On a même constaté plus de sang dans le cœur gauche que dans le cœur droit. Une sanie rougeâtre s'est écoulée abondamment par la bouche et par les narines.

Sur la peau, il y avait de nombreuses taches. Sur les conjonctives et la muqueuse des lèvres, un piqueté spécial. Dans le canal de l'urèthre du liquide spermatique. De plus la rigidité, au moment de l'autopsie, avait presque disparu et la putréfaction était assez avancée.

Voilà un ensemble de signes qui permettent d'affirmer la rapidité de la mort.

Quelle a été la cause de celle-ci ? On peut répondre qu'elle est la conséquence de violences exercées sur le cou.

En effet nous avons trouvé sur la peau de cette région des ecchymoses diverses, peut-être une éraflure par coup d'ongle. Et ce qui est plus démonstratif, dans l'épaisseur des muscles sous-jacents, des hémorrhagies. On peut même ajouter une petite déchirure de la carotide interne gauche ou lésion d'Amussat. Signalons encore l'ecchymose profonde du grand pectoral gauche près de son insertion claviculaire.

Cet ensemble est déjà suffisant pour affirmer la strangulation par les mains. Mais il est encore confirmé par les constatations faites du côté des organes pulmonaires et cardiaques.

Dans les poumons, un emphysème caractéristique avec congestion et hypostase. Le cœur renferme du sang liquide, sans caillots, ainsi que l'on le constate dans les morts brusques, et l'excès de sang dans le cœur gauche semblerait indiquer la rapidité de la mort, ainsi qu'elle survient dans une syncope.

Lorsque la mort survient par *séjour forcé dans un espace confiné et privé d'air*, il n'y a pas de lésions externes. Les poumons sont très congestionnés ; il n'y a pas d'emphysème ; à leur surface on remarque des ecchymoses sous-pleurales ou taches de Tardieu en grand nombre, ainsi que nous en avons trouvé sur les chiens enfermés vivants dans la malle. Ces taches étaient si abondantes que le poumon avait l'aspect du granit.

Du côté des organes circulatoires on voit des taches de Tardieu sur le péricarde et à l'origine des vaisseaux. Le sang est à demi coagulé parce que l'agonie a été longue et l'aphyxie a été lente. Il est donc bien certain pour nous que la mort de Badoil est le résultat d'une strangulation par les mains.

Nous ne pouvons dire si la constriction exercée sur le cou a été très violente. Il y a eu des éraflures et ecchymoses de la peau, des hémorrhagies se sont produites dans les muscles. Mais l'os hyoïde, les cornes du cartilage thyroïde, le cartilage cricoïde n'ont pas été fracturés, ainsi que cela se voit souvent dans ce genre de strangulation.

La mort peut même être consécutive à une faible pression faite au-devant du cou ; il y a alors un ictus, un réflexe inhibitoire et une syncope mortelle. Cette syncope pouvait d'ailleurs être favorisée chez Badoil par l'état défectueux du cœur, qui présente les lésions d'une endo-péricardite.

B. La strangulation a été faite dans la malle. — Nous venons de le dire il y a eu strangulation. Mais où a-t-elle été opérée ? Badoil a-t-il d'abord été étranglé, puis son corps placé dans la malle ?

Badoil était dans la malle quand les violences ont été exercées sur lui. Que l'on se rappelle, en effet, ces ecchymoses, ces blessures absolument symétriques aux épaules, aux omoplates, aux coudes, aux genoux, aux malléoles externes. Ces blessures ne peuvent être que le fait de ce cadre rigide, résistant, géométrique, dans lequel le corps était appliqué de force. En même temps se produisait la blessure avec épanchement de sang du sommet de la tête, au vertex ; celle-ci nous semble être plutôt le résultat de ce traumatisme commun aux différentes parties du corps que d'un coup direct en cet endroit. De plus, et c'est là le point sur lequel j'insiste, toutes ces blessures ont ou bien un caractère vital très net avec infiltration de sang, ou bien elles présentent des éraflures et empreintes parcheminées, ainsi que cela se produit pendant la période agonique ou pendant les quelques instants qui suivent la mort.

Donc si Badoil n'avait pas été étranglé dans la malle, les blessures dont nous venons de parler n'auraient pas pu se produire avec ces particularités si nettes.

On objectera peut-être que Badoil enfermé dans la malle a pu en se débattant, en luttant contre l'asphyxie, déterminer ces différents traumatismes. Nous répondrions d'abord que Badoil est mort très rapidement, que la malle étant aux deux tiers remplie d'objets divers les mouvements y étaient fort difficiles, et que dans tous les cas, il paraît impossible qu'en se débattant, il ait pu produire des blessures dans les points où nous les avons trouvées. Un homme ainsi enfermé s'aide de ses mains, emploie ses doigts pour soulever le couvercle. Comment se fait-il que les ongles ou les doigts n'aient présenté aucune écorchure ou éraflure que ses vêtements n'aient pas été en désordre, la chemise et le gilet non ouverts pour lutter contre une asphyxie si prolongée (car c'est M. le Dr Jamin qui a déboutonné le gilet pour pratiquer la respiration artificielle), que dans les nombreux mouvements qu'il avait pu faire en s'agitant, en remuant la tête, celle-ci n'ait pas détruit la toile d'araignée qui se trouvait dans un angle du couvercle, au-dessus même de la tête du sujet ? D'ailleus nous devons à la vérité de dire que Badoil a été introduit dans la malle avec une certaine violence. On l'a pressé fortement, ainsi que le prouvent ces deux ecchymoses situées dans les flancs droit et gauche. Une seule, celle du côté gauche, avait laissé à la peau une tache rouge brun de quatre centimètres de long. A droite, le tégument était intact, mais au-dessous de la peau se trouvait une infiltration sanguine marquée. On nous a demandé si ces parties n'avaient pas pu être en contact avec les souliers de Badoil déposés dans la malle et placés de chaque côté. Nous avons répondu qu'il ne pouvait en être ainsi, parce que ces ecchymoses n'étaient pas situées sur le dos en arrière mais bien sur les côtés dans les flancs.

Nous croyons plutôt que ces traumatismes ont été produits par deux mains appliquées vigoureusement dans les flancs au-dessus des hanches.

En résumé, si rien ne s'oppose à admettre que les violences pratiquées sur le cou et qui ont déterminé la strangulation n'ont pas été très fortes, il n'en a pas été de même des pressions exercées sur les flancs et des manœuvres d'adaptation du corps dans la malle. Il est possible de soutenir que tous ces traumatismes ont été le fait de l'intervention d'une seule personne.

C. Le corps a passé, aussitôt après la mort, de huit à dix heures sur le dos, dans la malle fermée. Nous venons de montrer que Badoil a été étranglé dans la malle. Il est nécessaire maintenant de faire voir qu'après la mort, le cadavre de Badoil, placé sur le dos, est resté dans cet espace clos, enfermé jusqu'au lendemain matin.

Après la mort, il se produit aux parties les plus déclives des taches rougeatres, brun foncé, de couleur rouge brique. Le cadavre étant le plus souvent sur le dos, c'est en arrière, à la partie postérieure du thorax et de l'abdomen, des membres, que l'on rencontre ces colorations que l'on appelle *lividités cadavériques* ou *décubitus.*

La coloration de ces lividités est d'autant plus intense que la mort a été plus rapide, le sang par conséquent plus fluide et qu'il y a plus de sang dans le cadavre. Elles sont au contraire pâles, si la mort a été lente ou s'est accompagnée d'hémorrhagies abondantes.

Lorsque la circulation s'est arrêtée, le sang obéit aux lois de la pesanteur, s'accumule dans les vaisseaux capillaires et y produit ces taches. Celles-ci ont bientôt acquis droit de demeure dans les endroits où elles sont survenues et malgré un changement de position du corps, on ne peut les faire disparaître pour les produire ailleurs. Tourdes, dans l'article « Cadavre » du Dictionnaire encyclopédique et MM. Vleminkx, Laroche et Stienon (Rapports médico-légaux relatifs à l'affaire Peltzer, Bruxelles 1884) ont avancé que ces taches cadavériques apparaissent de 4 à 7 heures après la mort. Elles atteignent leur maximum d'intensité au bout de 12 à 15 heures. Ces traces d'hypostase peuvent être modifiées par les changements de position du cadavre. Si le corps est déplacé au bout de 4 h. 1/2, les lividités s'effacent et on les fait apparaître dans les points devenus déclives par cette nouvelle position; mais après 12 à 15 heures, le changement affaiblit les lividités sans les faire disparaître. Après trente heures, dit Tourdes, après vingt-trois ou vingt-huit heures (selon les médecins légistes belges) il ne s'en forme plus de nouvelles.

Les nombreuses constatations de nos autopsies nous permettent de dire, que ces expériences faites sur des cadavres de sujets morts à l'hôpital de maladies chroniques donnent des résultats approximatifs. Il n'en est pas tout à fait de même sur les sujets qui ont succombé à une mort violente. Dans ces cas, s'il n'y a pas anémie des tissus par suite d'hémorrhagies, le décubitus se produit en 3 ou 4 heures et après 7 ou 8 heures les lividités sont permanentes et on ne peut plus les faire disparaître. Tout au plus les affaiblit-on.

Lorsque nous avons pratiqué l'autopsie de Badoil, trente-huit à quarante heures après la mort de celui-ci et que nous avons trouvé le décubitus marqué en arrière, dans toute la région du dos, nous n'avons pas hésité à dire, malgré les constatations des témoins et de M. le Dr Jamin et les dénégations de la fille Piot, que le corps de Badoil n'avait pas passé la nuit sur le ventre, mais sur le dos ; que la position dans laquelle le corps avait été trouvé était de date plus récente, à une époque où les lividites cadavériques avaient définitivement pris droit de demeure dans la première attitude imposée au cadavre. On sait aujourd'hui par les aveux que nous a faits la fille Piot qu'elle a elle-même, le lundi matin entre 6 à 7 heures, mis à bouchon le cadavre de Badoil qui se trouvait depuis la veille sur le dos.

L'inculpée a encore raconté que lorsque Badoil a été dans la malle, elle a fermé le couvercle, puis : « non seulement j'ai mis la boucle...... machinalement, mais j'ai aussi enfilé dans la boucle celle du cadenas. Je n'avais pas osé vous dire cela l'autre fois. » Nous n'avions pas besoin de cet aveu tardif pour affirmer que le corps de Badoil avait passé la nuit sur le dos, dans la malle close. L'on se rappelle les premières constatations du témoin Nugier et les résultats des expériences faites sur des chiens, soit qu'ils aient été étranglés avant d'être mis dans la malle, soit que l'on les y ait fait mourir par suffocation. Dans l'un et dans l'autre cas, on a constaté que les cadavres conservaient longtemps leur chaleur. Après la strangulation le corps de Badoil était encore une source de calorique, un foyer qui s'éteignait sans doute, mais dont la chaleur émise se trouvait parfaitement conservée par un espace clos et comme matelassé dans le bas. Il y avait là des conditions qui rappellent à peu près l'appareil dit, marmite suédoise.

De plus, les vêtements de Badoil s'opposaient encore à la perte de la chaleur. Dans cette longue station sur le dos, la sueur agonique et les liquides qui transsudent sur le cadavre peu de temps après la mort ont imbibé le dos de la chemise, le gilet, le veston et lorsque le corps a été retourné le matin par la fille Piot, il y a eu évaporation, de là cette buée ou ce givre qui mouchetait les vêtements et dont a parlé le témoin Nugier.

Disons encore un mot de l'état de la face. Elle était pâle. Comme pour les pendus et les noyés, il y a des étranglés *blancs* ou *bleus* selon que la mort a été produite par la syncope ou par l'asphyxie, suivant que la mort a été rapide ou plus ou moins lente.

D. — *De l'heure probable de la mort de Badoil.* Cette discussion sera terminée et nous aurons répondu à toutes les questions posées, si nous abordons maintenant l'étude de l'heure probable de la mort.

Nous rappelons que dans les dires de la fille Piot, l'introduction de Badoil dans la malle a eu lieu vers 6 heures 1/2. D'autre part la femme Badoil nous a appris que son mari avait mangé vers 2 heures 1/2 et nous savons qu'au café cet homme a bu du vin, du café et mangé un œuf dur.

L'autopsie de l'estomac nous a permis de dire que la mort avait dû survenir de deux à trois heures, quatre heures au maximum après le dernier repas, soit entre 6 et 7 heures. Nous ne pouvons admettre que sa mort se soit produite vers 8 heures 1/2, lorsque les dames habitant le n°6 de la rue Bouteille ont entendu des cris désespérés paraissant venir de l'appartement de Matillon. Nous avons assisté aux expériences de la soirée du 13 mars et nous rappelons que les deux dames ont dit devant nous, que le soir de l'événement à 8 heures 1/2 les cris leur ont paru plus nets.

Il nous paraît impossible, alors que des chiens dont la résistance à l'asphyxie est plus grande sont morts de suffocation en trois heures ou trois heures et demie, qu'un homme enfermé dans la malle puisse pousser des cris désespérés et aussi distincts que ceux qui ont été perçus.

D'ailleurs l'état de la digestion aurait été plus avancé, l'estomac probablement vide ainsi qu'il l'est six heures après le repas.

Conclusions. — 1° Le nommé Badoil Etienne a succombé aux suites d'une strangulation par les mains.

2° La mort est survenue entre 6 et 7 heures, soit deux à trois heures, quatre heures au maximum après le dernier repas.

3° La mort a été très rapide. La strangulation a été faite dans la malle. Le corps a passé, aussitôt après la mort, de huit à dix heures sur le dos, dans la malle fermée.

Lyon, le 21 mars 1896.

OBSERVATION II.

(In Brouardel : *La Pendaison. La Strangulation. La Suffocation. La Submersion.)*

Un enfant âgé de 8 à 9 ans disparaît. Son père s'était remarié et la belle-mère, qui ne passait pas dans le quartier pour être très tendre pour son beau-fils, fut accusée de l'avoir fait disparaître. Au bout de 6 jours de recherches, on retrouve le cadavre du petit garçon blotti dans une malle. Alors on se demanda comment il avait pu être enfermé dans cette malle, s'il s'y était placé lui-même ou s'il y avait été placé par une autre personne. L'enquête se continua et l'on apprit que le jour de sa disparition, cet enfant avait joué à cache-cache avec ses camarades. Ceux-ci ne s'étonnèrent pas de ce qu'il n'avait pas reparu, ils pensèrent qu'il s'était retiré du jeu.

L'autopsie faite le 26 septembre 1885, par M. le professeur Brouardel, donna les résultats suivants :

« Dans une malle en bois peinte en vert, cerclée de fer et mesurant 74 centimètres de longueur, sur 37 centimètres de largeur et 31 centimètres dans sa plus grande hauteur, nous trouvons le cadavre d'un enfant placé en S. La face située dans l'angle antérieur gauche regarde le fond de la malle. Les membres supérieurs sont repliés sur le cou et la partie supérieure de la poitrine ; les cuisses sont fléchies, la jambe gauche repliée sur elle-même est placée au-dessus de la droite. Nous faisons photographier l'enfant dans la position qu'il occupe dans la malle, sans le déplacer. Après avoir retiré le cadavre de cette malle, on constate que l'angle antérieur gauche du fond de la malle et du couvercle est maculé de sang ; par l'interstice qui sépare le couvercle de la caisse, il est sorti un peu de sang qui a taché la face externe de la malle. Cette malle fermait primitivement par deux serrures, mais il ne reste plus que celle de droite, la serrure de gauche a disparu. Les deux gonds fixés au couvercle dont la saillie en pénétrant dans la serrure opérait l'occlusion de la malle sont intacts. Il y a dans cette malle un certain nombre de feuilletons provenant du journal *Le Siècle* et portant la date du mois d'octobre 1849.

« Le petit cadavre est habillé d'un tablier en cotonnade à carreaux bleus et blancs, d'un petit veston en drap bleu marine, d'une culotte en drap noir décousue à la partie inférieure, d'une chemise blanche tachée de matières fécales, de bas rouges et à raies et de souliers brodequins. Aucun de ces vêtements n'est déchiré. Les boutons et les boutonnières sont intacts.

« Le cadavre est celui d'un enfant du sexe masculin, mesurant 1 m. 12 de longueur. Il est dans un état de putréfaction gazeuse avancée, marquée surtout à la tête, au cou et à la partie supérieure du tronc. La tête infiltrée de sanie putride a un volume d'un tiers supérieur à la normale. La peau de la face et celle du cou ont une couleur verte.

« Les orifices du nez et de la bouche, la face et le cou sont couverts par une couche abondante de matière sanguinolente, qui s'est écoulée après la mort. (Pas de coagulation sanguine.)

« Sur les diverses parties du corps, notamment sur la peau des épaules et du dos, on ne distingue pas de pointillé hémorrhagique, mais la putréfaction est trop avancée pour pouvoir affirmer qu'il n'a pu exister et disparaître. Il n'y a pas d'ecchymoses sous-conjonctivales.

« Dans diverses régions on trouve quelques érosions ou ecchymoses. Ce sont :

« *a*) Au niveau de la commissure droite des lèvres, une petite plaque parcheminée, noirâtre, mesurant 1 centimètre de diamètre. Il n'y a pas d'épanchement sanguin dans le tissu cellulaire sous-cutané.

« *b*) Sur la région antérieure du cou un peu à droite de la ligne médiane, une petite ecchymose mesurant environ 2 centimètres de diamètre, doublée par une suffusion sanguine noirâtre. Cette ecchymose correspond à un bouton de métal de forme sphériqne qui fermait la première boutonnière du veston que portait l'enfant.

« *c*) Sur la face interne de la cuisse gauche à 3 centimètres au-dessous du genou, une ecchymose mesurant 3 centimètres de diamètre et doublée par une suffusion sanguine noirâtre.

« *d*) Sur la face interne de la cuisse droite, presque symétriquement placée par rapport à la précédente, une ecchymose semblable mais plus nette.

« *e*) Sur la peau de la fesse gauche, une petite ecchymose linéaire mesurant 2 centimètres sans effusion dans le tissu cellulaire.

La langue est placée entre les arcades dentaires.

« Sous le cuir chevelu, il n'y a pas d'épanchement sanguin. Les os du crâne ne sont pas fracturés. Le cerveau est complètement putréfié et s'écoule dans le plateau sous forme de bouillie.

« Les cavités pleurales contiennent un peu de liquide teinté en rouge par la transsudation de la matière colorante du sang.

« Il n'y a ni adhérences, ni ecchymoses sous-pleurales.

« Les poumons sont congestionnés à leur partie postérieure, il n'y a pas de tubercules.

« Les bronches contiennent de la spume teintée en rouge. Par la pression du poumon on fait sourdre un peu de spume dans la trachée.

« L'œsophage contient quelques matières alimentaires provenant de vomissements.

« Le cœur est absolument vide. Les valvules sont saines.

« Le péricarde contient un peu de liquide de transsudation. Il n'y a pas d'ecchymoses sous-péricardiques.

« L'estomac contient environ 200 gr. de matières alimentaires, parmi lesquelles on distingue des haricots et des choux. La muqueuse stomacale est saine.

« Le foie est sain.

« La rate est un peu grosse, mais elle paraît saine ; elle n'est pas diffluente.

« Les reins sont sains et se décortiquent facilement.

« Les intestins paraissent sains.

« La vessie est vide.

« L'anus est très dilaté. Il n'y a pas d'érosions de la peau, ni de la muqueuse.

« *Discussion.* — La mort de cet enfant a eu pour cause une asphyxie. Il ne porte sur le corps aucune trace témoignant qu'il ait subi des violences, notamment qu'une tentative de strangulation à la main ou à l'aide d'un lien ait été pratiquée.

« La question qui se pose est donc celle-ci : L'enfant a-t-il été enfermé par surprise dans la malle ? A-t-il pu en jouant se cacher dans cette malle et celle-ci se refermant d'elle-même l'enfant a-t-il été incapable de sortir de cette prison accidentelle ?

« Au moment où nous avons retiré le cadavre de la malle, il fallait pour la fermer appuyer fortement sur le couvercle. En laissant tomber celui-ci, le pène du couvercle restait au-dessus du trou de la serrure. Nous avons pensé que sous l'influence de la putréfaction humide qu'avait subi le cadavre, le bois du couvercle avait pu être gonflé et que l'expérience tentée dans ces conditions prêtait à l'erreur. Nous avons placé la malle dans une chambre sèche et répétant la même expérience trois semaines plus tard, nous avons constaté que chaque fois que le couvercle tombait de son poids sur la malle, le pène du gond s'engageait dans la serrure, de telle façon que pour ouvrir la malle, il fallait nécessairement commencer par dégager le pène de la serrure, la traction du couvercle ne suffisant pas pour ouvrir la caisse.

« Dans ces conditions, tenant compte de la position occupée par le cadavre dans la malle, position très naturelle pour un enfant qui se blottit, mais très difficile à donner à un cadavre, tenant compte de l'absence de toute lésion sérieuse sur le corps de l'enfant, nous pensons que celui-ci s'est probablement caché lui-même dans cette caisse, qu'il est mort asphyxié, ne pouvant par ses efforts soulever le couvercle retenu par le pène du gond tombé dans la serrure.

« *Conclusions* — 1° La mort de cet enfant est le résultat d'une asphyxie ;

« 2° Toutes les constatations médico-légales concordent pour faire admettre que cette asphyxie est accidentelle. »

OBSERVATION III

(Analyse, due à l'obligeance de M. Tourdes, de l'Observation publiée dans les *Mémoires de la Société de Médecine de Nancy*, 1873, par MM. Ed. Lallemand et Al. Giraud).

Le 9 février 1872, deux enfants, l'un âgé de 6 ans, l'autre de 4 ans, furent trouvés sans vie dans un coffre de bois blanc, à Laxou (près Nancy). La mère déclare qu'étant sortie le matin, elle avait laissé les deux enfants seuls, dans la chambre où se trouvait ce coffre ; à son retour, cherchant les enfants, elle les trouve couchés, pâles et inanimés, l'un à côté de l'autre, au fond de la caisse, celle-ci était fermée, le couvercle était maintenu par un fermoir engagé dans l'anneau latéral de la caisse.

Le 9 au soir, un premier examen des enfants est fait par l'un des docteurs. Le petit garçon et la petite fille avaient leurs vêtements. Ils ne présentaient aucune trace de lésions extérieures. La rigidité cadavérique commençait.

Le coffre en bois blanc, de forme rectangulaire, avait les dimensions suivantes : longueur 0m792 ; profondeur 0m458 ; largeur 0m484. Il renfermait quelques objets de ménage ; sur quelques points, un léger intervalle existe entre le couvercle et le bord de la caisse. Quand le couvercle tombe de son propre poids, le fermoir ne peut entrer dans le porte-cadenas.

Autopsie du jeune garçon : Poids 18 kil, rigidité prononcée, point de lésions extérieures ; teinte violacée de la face et de la partie postérieure du corps. Congestion des poumons ; écume rosée, abondante dans les voies respiratoires. Sang noir, liquide, sans caillots dans les deux moitiés du cœur ; traces d'aliments dans l'estomac ; vessie distendue par l'urine. Sang fluide dans les veines de la pie-mère ; congestion de divers points de la substance cérébrale.

Autopsie de la jeune fille. — Poids 12 kil, ancienne cicatrice de variole, rigidité moindre que celle de l'autre enfant. Aucune lésion extérieure ; teinte violacée de la partie postérieure du corps. Petites ecchymoses sous-pleurales superficielles ; deux plaques irrégulières à la surface du poumon gauche ; teinte noire très prononcée du parenchyme pulmonaire surtout en arrière ; infiltration apoplectique correspondant aux plaques sous-pleurales ; emphysème sous-pleural partiel. Ecume rougeâtre, sanguinolente dans les bronches avec injection de la muqueuse ; traces de cette écume dans la cavité du cœur. Traces d'aliments dans le tube digestif. Sang noir dans les veines de la pie-mère et dans les sinus de la dure-mère : injections partielles du parenchyme cérébral. Identité de l'état des deux cadavres ; preuves évidentes d'asphyxie.

Il était bien avéré que le couvercle ne pouvait se fermer en tombant de son propre poids ; plus tard, un aveu positif a fait connaître qu'un camarade, en jouant, avait enfermé les deux enfants dans le coffre, puis il était parti.

Le degré de la rigidité, l'état des aliments trouvés dans le tube digestif ont fait supposer que la mort avait eu lieu deux à trois heures après l'occlusion de la caisse. Les fissures du coffre permettaient un certain renouvellement de l'air. Les experts ont fait à cet égard un certain nombre d'expériences sur des animaux : sur des lapins et sur un mouton. Deux lapins, à plusieurs reprises sont placés dans des coffres de dimension proportionnelle à celui des enfants : ils supportent longtemps ce séjour et ne paraissent souffrir qu'après un temps assez long. — Un mouton pesant 17 kil. est placé dans le coffre ; au bout d'une dizaine d'heures on le sort, il est en assez bon état et couvert de sueur. — Sous une cloche hermétiquement close, le lapin succombe lorsque la proportion de l'acide carbonique s'élève à 15 ou 16 0/0. Le gonflement des parois des caisses se produit par le séjour des animaux; par suite les fissures du bois et l'écartement du couvercle diminuent avec le temps, aussi la cause de l'asphyxie devient-elle ainsi plus active. La mort arrive après une longue période d'insensibilité et de résolution des forces. L'assoupissement précède l'asphyxie; la position du corps se modifie peu à peu.

On a conclu que ces enfants avaient séjourné dans le coffre, quatre à six heures avant de mourir. Le renouvellement incomplet de l'air par les fissures allait toujours en diminuant : l'asphyxie a été lente. Cette observation a son importance au point de vue de l'asphyxie qui se produirait dans le cercueil dans un cas d'inhumation précipitée.

CONCLUSIONS

I. — La suffocation dans un espace confiné est une asphyxie particulière, qui doit être considérée comme une véritable intoxication.

II. — La mort n'est pas seulement due au manque d'oxygène ou à l'accumulation de l'acide carbonique, mais encore à une foule d'autres composés toxiques provenant de la peau, des poumons, du tube digestif et des mille foyers de combustions organiques qui nous entourent.

III. — L'agonie s'accompagne d'un dépôt très abondant d'humidité, provenant de la vapeur d'eau contenue dans l'air expiré. La température de l'être soumis à la suffocation est notablement abaissée. Cet abaissement est en relation directe avec la prolongation de la vie, la température étant d'autant plus basse que la mort a mis plus de temps à se produire. Après la mort la chaleur se conserve pendant très longtemps. La température de l'air contenu dans l'espace clos augmente progressivement pendant toute la durée de la vie de l'être qui y est enfermé, elle redescend ensuite un moment avant la mort.

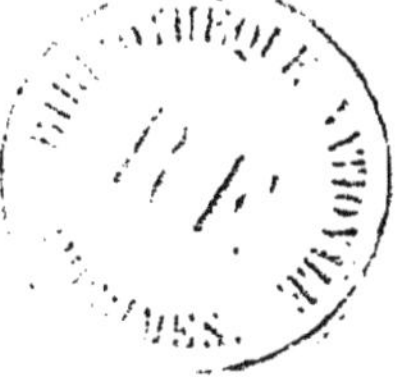

Il est difficile d'établir rigoureusement un rapport entre la durée de l'asphyxie et le volume de l'espace. Ce rapport varie avec chaque espèce, et dans une même espèce avec chaque être en particulier. Toutefois l'animal résiste d'autant moins que sa chaleur centrale est plus élevée. Chez les cobayes, la durée de la suffocation égale le rapport du poids de l'animal et du volume de l'espace, multiplié par 10 ($\frac{V}{P} \times 10$). Ce nombre dix peut donc être pris comme le coefficient de résistance du cobaye. Chez le chien on a $\frac{V}{P} \times 35$. 35 est le coefficient de résistance du chien. Ce dernier nombre semble pouvoir être pris comme coefficient de l'homme.

IV. — La résistance à la suffocation des fakirs et des hystériques est due au ralentissement énorme des actes vitaux, inhérent à cet état et anéantissant à peu près complètement la production du CO^2 et des autres principes toxiques. — Chez les nouveau-nés cette résistance doit être attribuée au faible degré d'excitation dont a encore besoin le système nerveux ; état favorisé en partie par la persistance du trou de Botal et du canal artériel.

V. — Les diverses lésions trouvées dans cette sorte de suffocation sont :

1° *Lésions externes.* — Humidité de la victime et des objets qui l'entourent. — Putréfaction rapide. — Persistance de la chaleur. — Pâleur des téguments.

2° *Lésions internes.* — Taches de Tardieu assez abondantes. — Emphysème presque nul. — Hypérémie intense du poumon. — Sang moyennement fluide avec de nombreux caillots dans le cœur.

VI. — Importance de la levée de corps, qui dans le cas particulier doit être faite avec le plus grand soin. Comme le dit M. le professeur Lacassagne : Une levée de corps bien faite, c'est les trois quarts de l'autopsie.

BIBLIOGRAPHIE

W. Harvey. — Œuvres complètes. Londres 1766.

Prévinaire. — Mémoire présenté à l'Académie de Bruxelles, 1788.

W. Edwards. — De l'influence des agents physiques sur la vie, 1824.

Reydelet. — Dictionnaire des sciences médicales, art. Suffocation 1821.

Eusèbes de Salles. — Encyclopédie des sciences médicales, page 162, 1835.

Ollivier d'Angers. — Relation médicale des événements du Champ de Mars, 1837.

Devergie. — Médecine légale théorique et pratique, 1840.

Bayard. — Manuel de médecine légale. Paris, 1843.

Orfila. — Traité de médecine légale, t. II. p. 411. Paris, 1848.

Béringuier. — Journal de médecine de Toulouse. Août 1851.

Maschka. — Das Leben der Neugeboren ohne athmen. In. Gaz. hebd., t. I. 1854.

Garibaldi. — Essamen della nuova dottrina di Tardieu. Gênes, 1863.

Francis Ayrton. — British Medical Journ., septembre 1868.

Briant et Chaudé. — Manuel complet de médecine légale, 1869.

Legroux. — Rapport à la Société de médecine légale, 1870.

Chassaing. — Etude médico-légale sur les ecchymoses sous-pleurales. (Thèse Paris, 1879.)

Mathieu et Urbain. — Causes et mécanisme de la coagulation du sang. Paris, 1875.

Paul Bert. — Leçons sur la physiologie comparée de la respiration. Paris, 1870.

Tamassia. — Mémoire sur la mort par le vide (Rivista di med. legale, 1878.)

Hénocque. — Valeur des ecchymoses sous-pleurales. (Gaz. hebd. de méd. et de chirurgie. 2me série, t. XVII, 1880.

Tardieu. — Etude médico-légale sur la pendaison, la strangulation et la suffocation. Paris. 1879.

Tardieu — Etude médico-légale sur l'infanticide, 1880.

Hoffmann. — Art. Suffocation. In Nouveaux éléments de médecine légale. Trad. du Dr E. Lévy, 1881.

Taylor. — Traité de médecine légale. Traduction du Dr Coutagne. Paris, 1881.

Dreyfus-Brisac. — De l'asphyxie non toxique. (Thèse d'agrégation. Paris, 1883).

Lacassagne. — Précis de médecine judiciaire. 2me édition. 1886.

— Vade-Mecum du médecin expert.

Vibert. — Précis de médecine légale. Paris. 1893.

Dr Kühn. — Zeitschrift für Hypnotismus. Berlin, 1894.

Richet. — Dictionnaire de physiologie, art. Asphyxie, 1895.

— Compte rendu de la Société de Biologie, 1896.

Brouardel. — Asphyxie par les gaz, les vapeurs et les anesthésiques. — Paris 1895.

Brouardel. — La mort et la mort subite, 1895.

— Les Asphyxies de cause mécanique.

— La pendaison, la strangulation, la suffocation, la submersion. 1897.

Tourde et Metzquer. — Traité de médecine légale, théorique et pratique, 1896,

Dictionnaire encyclopédique des sciences médicales, art. Suffocation. 3me série. Tome 13. Page 221.

Annales d'hygiène publique et de médecine légale.

1re série : Tomes XVIII, XLVIII.

2me série : Tomes IV. XXVI, XXVIII, XXXIII, L.

3me série : Tome XXXV.

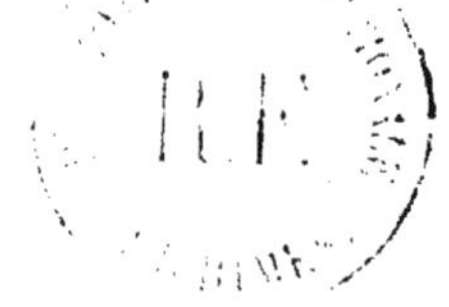

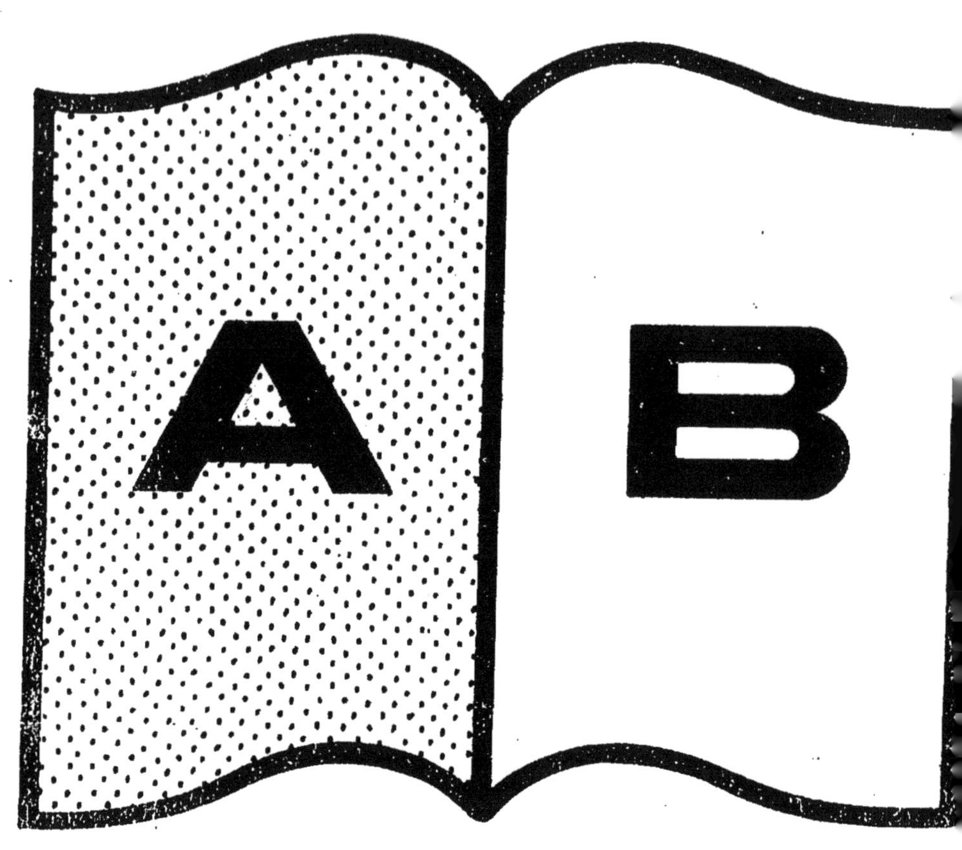

Contraste insuffisant

NF Z 43-120-14

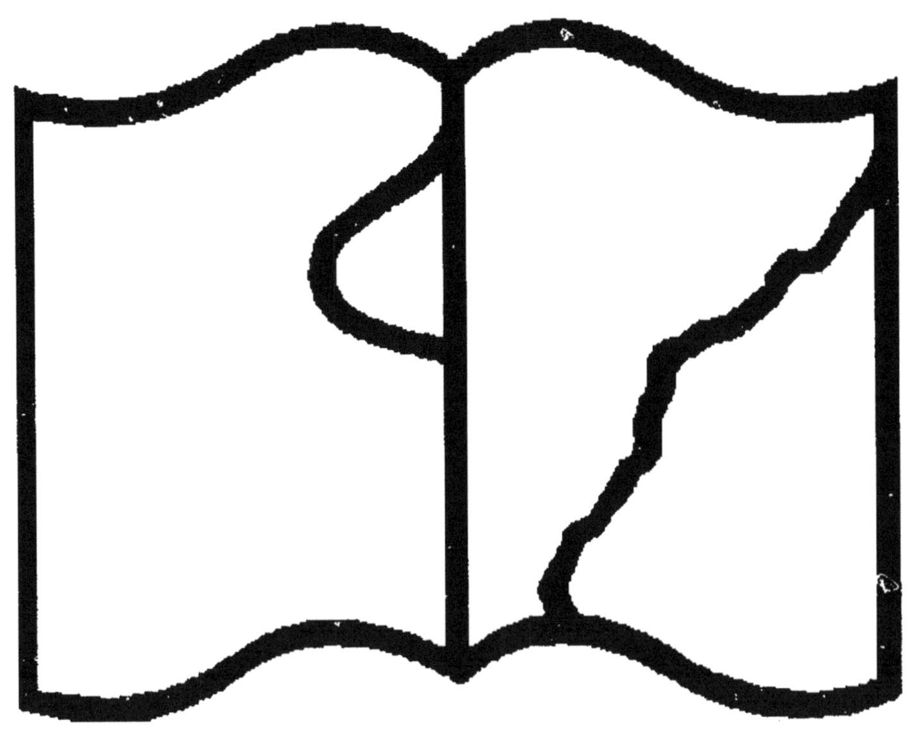

Texte détérioré - reliure défectueuse

NF Z 43-120-11

www.ingramcontent.com/pod-product-compliance
Ingram Content Group UK Ltd.
Pitfield, Milton Keynes, MK11 3LW, UK
UKHW020159200726
13856UKWH00003B/1085